치과위생사를 위한

치주기구 사용법

조영식 배현숙 임순연 이수영

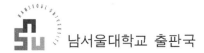

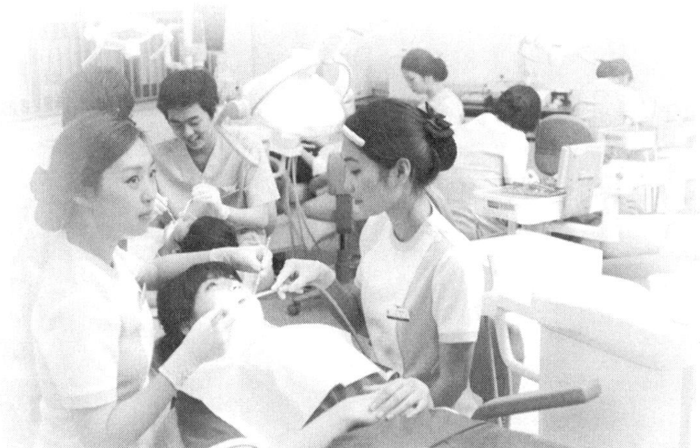

남서울대학교 출판국

치과위생사를 위한
치주기구 사용법

2014년 8월 20일 초판 인쇄
2014년 8월 25일 초판 발행

지은이 조영식 배현숙 임순연 이수영
펴낸이 공정자
펴낸곳 남서울대학교 출판국
주소 충남 천안시 서북구 성환읍 매주리 21번지
전화 041)580-2000
팩스 041)580-2303
홈페이지 www.nsu.ac.kr
ISBN 979-11-952383-4-7

값 14,000원

머리말

경제성장과 생활수준의 향상으로 국민의 구강건강에 대한 관심과 의식이 높아지고 있다. 전신건강을 유지하기 위한 구강건강의 중요성이 부각되면서 질병 이환율이 높고 치아상실의 대표적인 원인이 되는 치아우식증과 치주질환의 효과적인 관리가 요구되고 있다. 효과적 관리를 위해서는 치료보다는 적절한 예방관리가 중요하며 치면세마는 구강질환을 예방하기 효과적인 방안이다.

치면세마는 구강병을 예방할 목적으로 치아표면에서 치아우식증과 치주염의 원인이 되는 치면세균막, 치석, 음식물 잔사 등의 국소적 요인을 제거하고 치아표면을 활택하게 연마하고 치면세균막의 재부착을 억제하는 예방적 시술을 말한다.

현대의 치위생활동은 구강질환예방과 구강건강증진에 관련된 다양한 전문지식과 기술을 필요로 하고 치과위생사의 주요 업무에 예방치위생처치, 구강보건관리 및 실태조사와 연구 활동이 더해지면서 치과위생사는 포괄적인 치위생관리자로서의 역할을 수행하도록 요청 받고 있다. 치면세마는 구강예방질환의 예방을 위한 치과위생사의 주요업무라고 할 수 있으며 구강질환의 예방과 처치에 대한 충분한 기술과 숙련이 요구된다.

올바른 치주기구 사용을 위해서 치주검사, 치석탐지, 치석제거 과정에서 기본적인 기구의 특징과 기구조작의 원칙과 세부적인 사용법에 대한 체계적이고 세심한 교육이 필요하다. 이 책에서는 기본자세 및 기구조작의 기본적인 원칙부터 세부적인 과정까지 단계적으로 습득하여 임상에서 응용할 수 있도록 구성하였다. 자세, 기본기구 조작법 등의 총 14장으로 구성되어 있으며 이해를 돕기 위하여 풍부한 사진자료를 첨부하였다.

2014년 4월

저자일동

차례

CHAPTER 1

자세와 위치설정

치주기구 사용법의 기초

치주기구를 사용할 때 술자 및 환자의 자세, 기구잡기, 손 고정 등 기초술기가 정확해야만 술자가 편안한 상태에서 환자에게 효과적이고 안전한 시술을 제공할 수 있다.

1. 환자의 자세와 위치(Patient position)

1) 환자의 자세

(1) 수평자세(Supine position)

- Back rest와 head rest가 일직선상이 되도록 조절하여 상악치아의 교합면이 바닥과 거의 수직상태 이룸
- 환자의 발이 코끝과 비슷하거나 약간 더 높게 위치
- 환자의 턱 끝을 올린 자세(Chin-up position)
- 상악부위 시술시 주로 사용

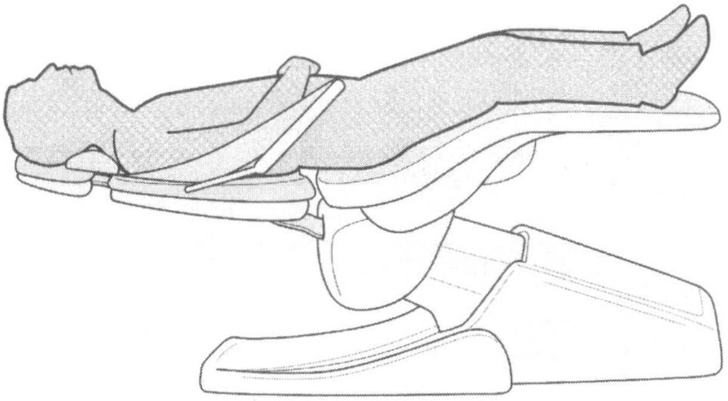

그림 1-1 수평자세

출처: 알기쉬운 고급 치주기구사용법

(2) **변형수평자세(Modified supine position)**

- Back rest와 head rest가 거의 일직선상이 된 상태에서 진료실 바닥과 20~30도 이내로 조절하여 하악치아의 교합면이 바닥과 거의 수평상태를 이루게 함
- 환자의 턱 끝을 내린 자세(Chin-down position)
- 하악치아 시술시 주로 사용

(3) **경사자세 (Semi up right position)**

- 환자가 개구한 상태에서 하악치아의 교합면이 바닥과 거의 수평이 되도록 하며 back rest를 바닥과 45도 정도로 조절
- 임산부, 심혈관질환자, 호흡곤란 증세를 나타내는 환자 시술시 적용

(4) **수직자세 (Upright position)**

- Back rest가 바닥과 80~90도 각도를 이룬 상태에서의 환자위치
- Medical history interview, vital signs측정, 구강외 검진, 환자교육, 불소도포, 알지네이트 인상채득 등을 할 때 주로 적용하는 자세

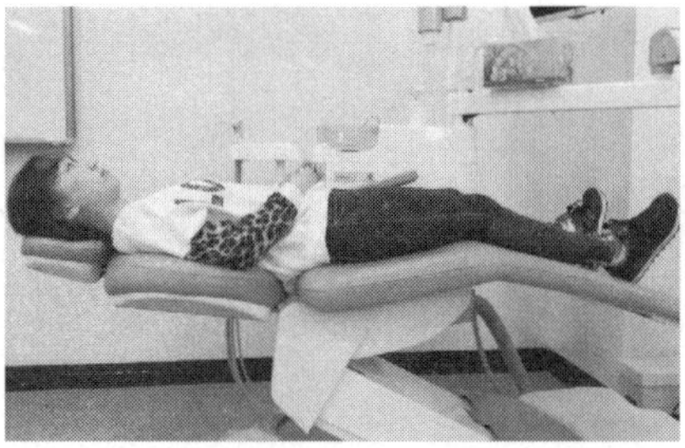

Supine position

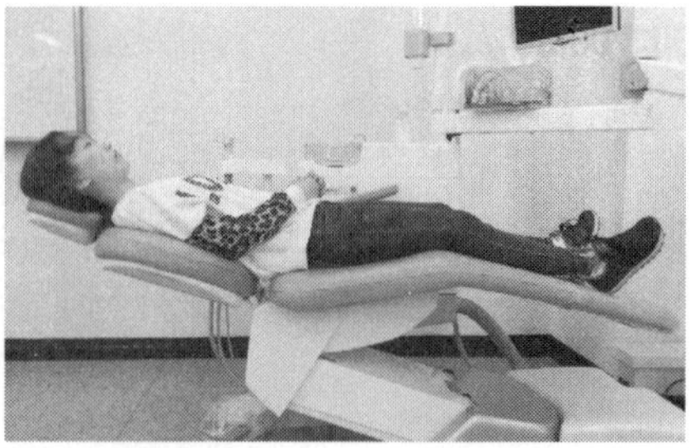

Modified supine position

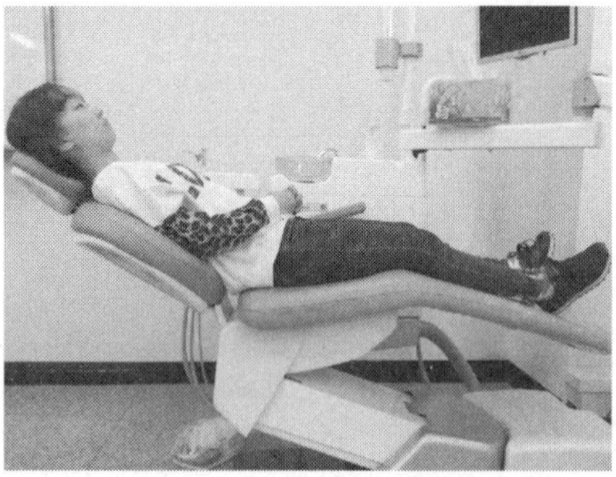

Semi up right position

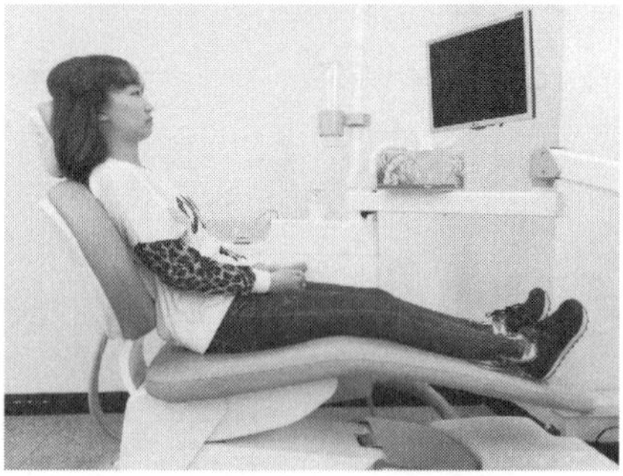

Upright position

그림 1-2 환자의 자세

2) 환자의 머리 및 구강높이

(1) 환자의 머리

- 환자머리는 head rest 중앙에 위치시키고 환자의 목과 척추가 일직선상이 되도록 head rest와 back rest을 조절한다.
- 환자의 머리는 시술부위에 따라서 술자와 가까운 쪽(환자의 우측), 정방향, 및 술자와 먼쪽(환자의 좌측)으로 조절하면 술자가 몸의 돌리거나 무리하게 굽히지 않아도 시술부위를 볼 수 있다.
- Head rest를 조절하든지 환자의 턱을 아래로 당기거나(하악 치아), 위로 약간 들거나(상악 치아)하면 시술부위를 쉽게 볼 수 있다.

※ 절대로 환자의 머리나 안면을 술자의 손으로 잡거나 움직이지 말 것!!
→ 환자의 불쾌감, 전문성의 미숙함, 교차감염을 초래함.

(2) 환자 구강의 높이

- 환자가 개구한 상태에서 환자구강의 높이는 술자의 상박을 몸쪽으로 붙인 상태에서 팔꿈치 높이와 같거나 좀 더 낮게 위치시킨다.
- 술자와 환자구강의 적절한 거리는 기구조작 시에 술자의 어깨나 팔의 근육에 압박감을 느끼지 않아야 한다.(술자의 거리가 너무 멀면 허리가 굽혀지고 어깨, 허리 및 팔에 압박감을 느끼고 너무 가까우면 환자가 불편함을 느낄 수 있다.)

2. 술자의 자세(Operator position)

1) 술자의 중립위

- 술자의 머리와 목은 똑바로 세워 척추와 일직선상을 이루게 하고 시술 시에는 머리를 전방으로 15도 이하의 기울임은 허용(20도가 넘으면 너무 굽힌 경우임).
- 술자의 어깨는 한쪽으로 기울이거나 또는 위로 올리지 말고 근육이 긴장되지 않은 상태에서 수평에 가까운 상태를 이루게 함.
- Back(등)도 시술시에는 전방으로 15도 이하의 기울임은 동통을 초래하지 않음.
- 상박(upper arm)은 몸의 측면에 가까이 붙인 상태(20도 이하의 떨어짐은 허용)를 유지.
- 전완(팔뚝, forearm)은 바닥과 평행하게 하고 전완이 상박을 향해서는 60도를 넘지 않고 전완을 아래로 향해서는 10도를 넘지 않는 범위 내에서 시술 하도록 함.
- Hand, forearm 및 wrist(손목)는 일직선상을 이루게 하고 손목이 굴곡(flection) 또는 연장(extention) 되는 것을 피하도록 함.
- 대퇴부는 바닥과 평행하거나 무릎이 약간 올라간 상태가 되게 하고 발바닥 체가 바닥에 닿도록 stool의 높이를 최대한 낮은 위치에서 적절한 높이가 되도록 조절.

■ Legs(다리)는 7:00~9:00에서 시술 시에는 술자는 양다리를 붙이고 10:00~ 12:00 에서 시술 시에는 양다리를 벌리고 앉음.

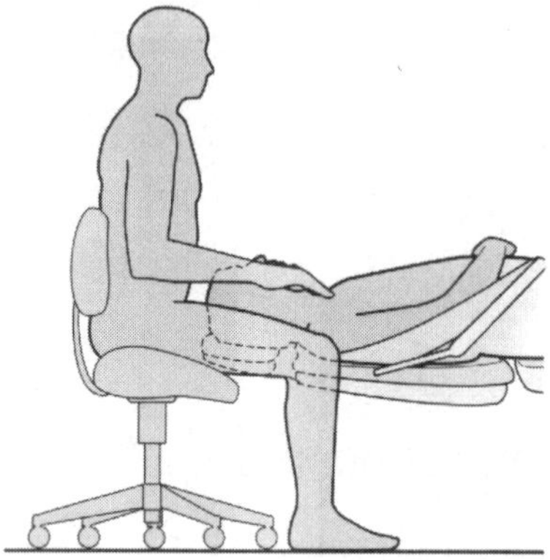

그림 1-3 술자의 중립위

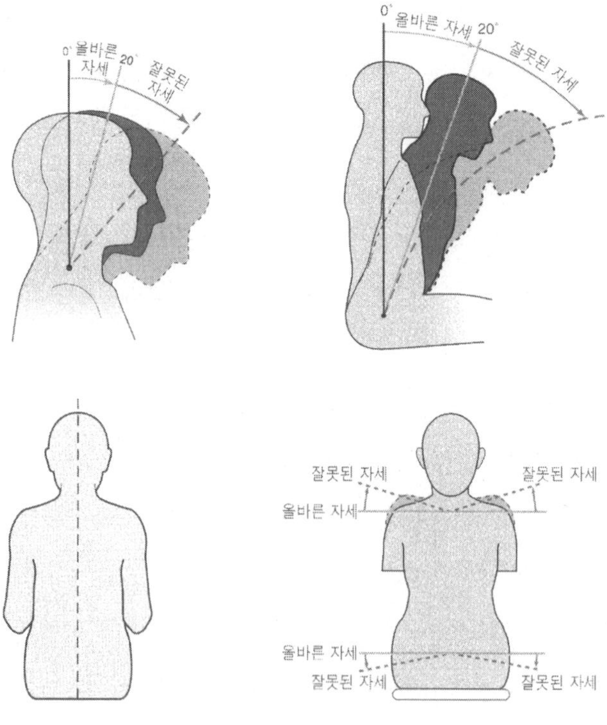

그림 1-4 술자의 자세

2) 술자의 위치

시술자는 시술할 부위에 따라 위치가 달라져야 하며 환자의 얼굴을 중심으로 시계방향으로 위치를 표시한다.

① 환자 전방위치(Front to side position): 7~8시 방향
② 환자 측방위치(Side to side position) : 9~10시 30분 방향
③ 환자 후방위치(Back to side position) : 11~12시 방향

(1) 전방위치(7~8시 방향)

- 시술자는 환자와 마주보는 위치로 앉는다.
- 환자의 구강 내를 직접 볼 수 있어야 한다.
- 상·하악 전치부 순면과 설면 중 술자와 가까운 면, 상·하악 우측 구치부 협면, 상·하악 좌측 구치부 설면 시술 시 적합한 위치이다.

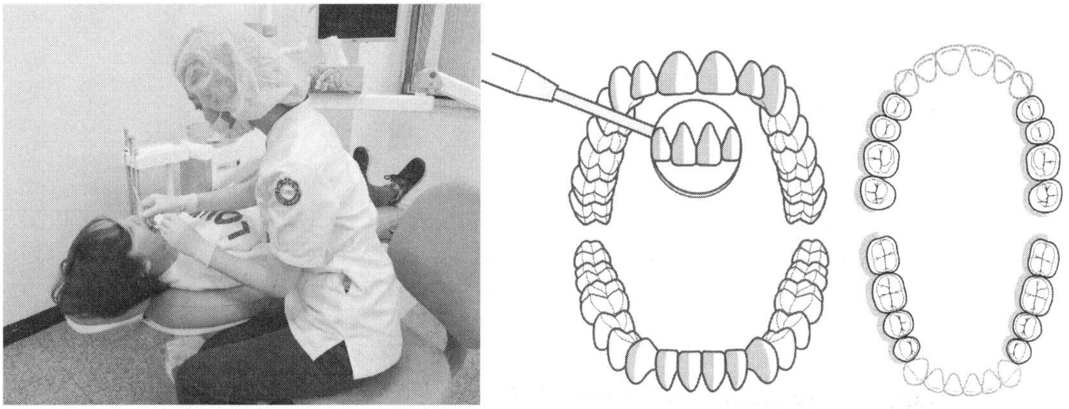

그림 1-5 환자 전방위치와 위치, 시술 가능한 치아부위

(2) 측방위치(10시 30분 방향)

- 시술자는 환자의 측방에 앉는다.
- 양다리를 모아 등받이(head rest) 밑으로 넣는다.

- 상·하악 좌측 구치부 협면, 상·하악 우측 구치부 설면 시술시 적합한 위치이다.

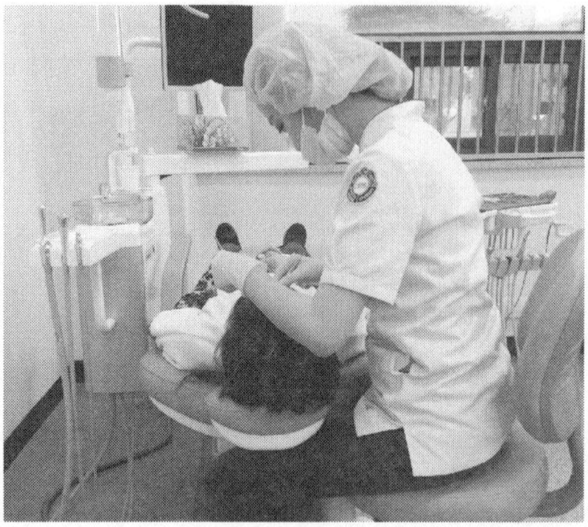
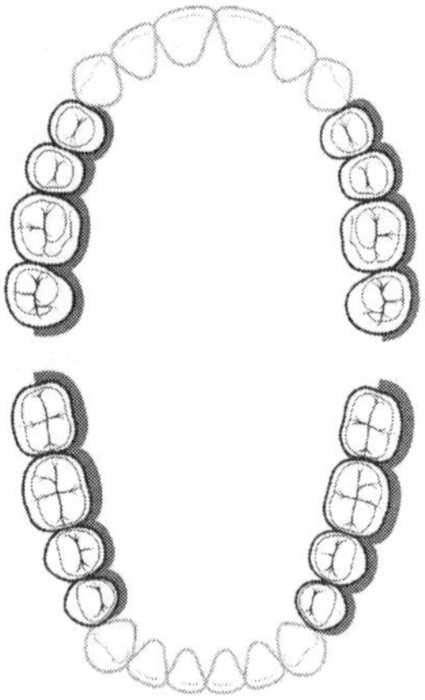

그림 1-6 환자 측방위치와 위치, 시술 가능한 치아부위

(3) 후방위치(11~1시 방향)

- 시술자는 환자의 후방에 앉는다.
- 등받이(Back rest) 양쪽으로 다리를 벌리고 앉는다.
- 시술부위를 직접 내려다 볼 수 있어야 한다.
- 상·하악 전치부 순면과 설면 중 술자와 먼 면 시술시 적합한 위치이다.

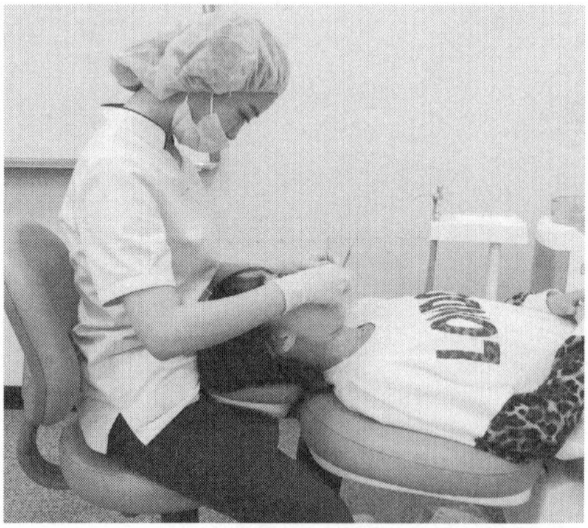
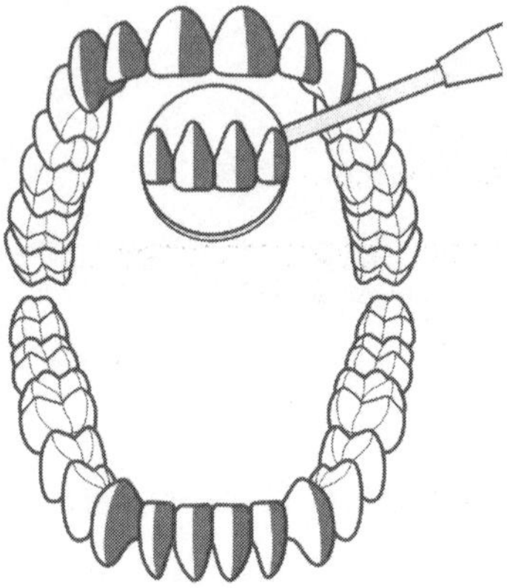

그림 1-7 환자 후방위치와 위치, 시술 가능한 치아부위

※ 참고표: 시술부위에 따른 술자와 환자의 머리 위치

시술 부위	술자의 시계 위치	환자의 머리 위치
하악궁: 전치부의 술자와 가까운 면	7 ~ 8시	턱을 내림/정면을 향하거나, 왼쪽이나 오른쪽으로 돌림
상악궁: 전치부의 술자와 가까운 면	7 ~ 8시	턱을 올림/정면을 향하거나, 왼쪽이나 오른쪽으로 돌림
하악궁: 전치부의 술자와 먼 면	11 ~ 1시	턱을 내림/정면을 향하거나, 왼쪽이나 오른쪽으로 돌림
상악궁: 전치부의 술자와 먼 면	11 ~ 1시	턱을 올림/정면을 향하거나, 왼쪽이나 오른쪽으로 돌림
하악궁: 구치부의 협측	9시	턱을 내림/정면을 향함
상악궁: 구치부의 협측	9시	턱을 올림/정면을 향하거나, 술자와 먼 쪽으로 돌림
하악궁: 구치부의 설측	10시 30분	턱을 내림/술자와 가까운 쪽으로 돌림
상악궁: 구치부의 설측	10시 30분	턱을 올림/술자와 가까운 쪽으로 돌림

3. 치과조명등과 기구트레이 위치

1) 치과조명등

- 하악시술시 치과조명등은 구강직상방에서 구강위를 바로 비추도록 위치
- 상악시술시 치과조명등의 불빛은 진료실 바닥과 60~90도의 범위에서 조절
- 상악시술시 치과조명등의 불빛은 환자의 구강위에서 목 위까지 범위를 조절

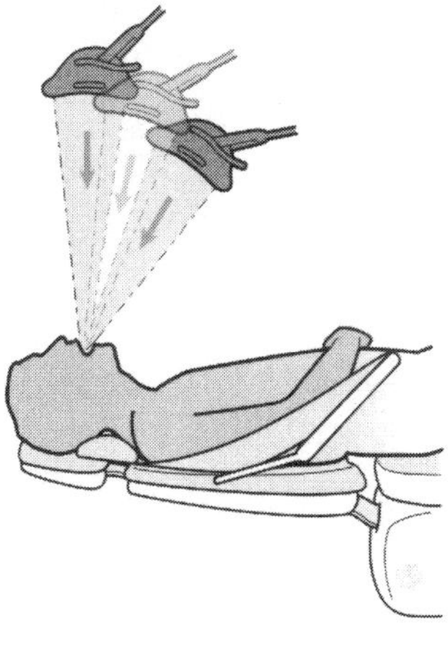

상악

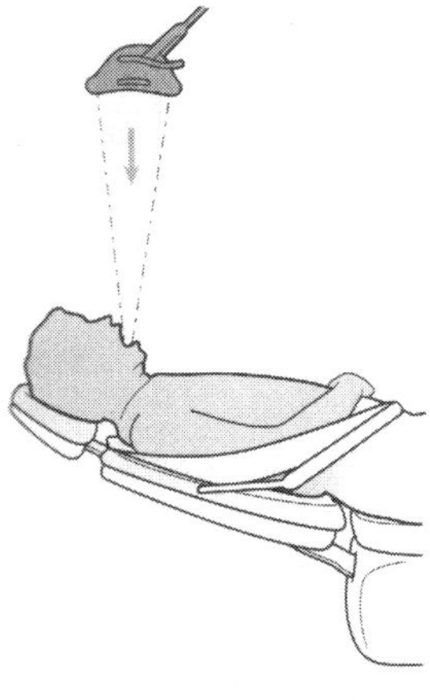

하악

그림 1-8 치과조명등의 위치

2) 기구트레이의 위치

- 기구트레이는 술자의 오른손이 쉽게 도달할 수 있는 거리 안에 위치

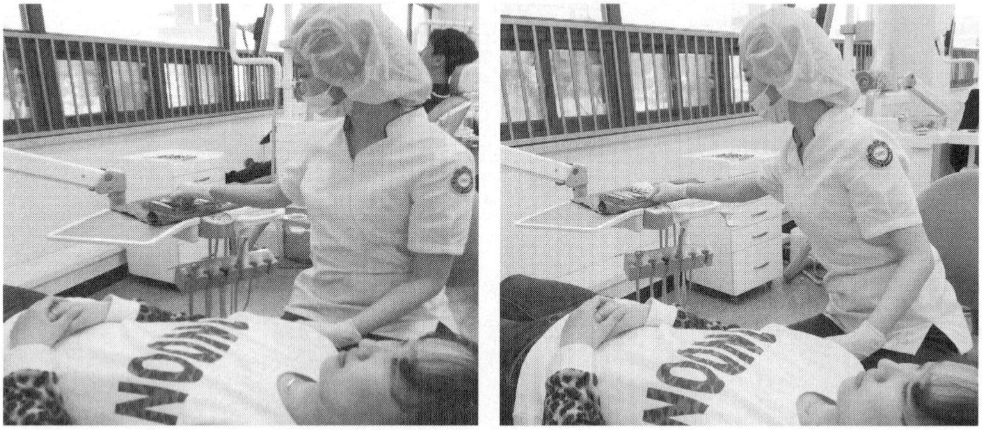

(a) 적당한 거리　　　(b) 너무 먼 거리

그림 1-9 기구트레이의 위치

CHAPTER 2

기구의 분류

1. 평가용 및 시술용 기구(Assessment and treatment instruments)

1) 평가용 기구(Assessment instruments)

- 술자에게 정보를 제공해 주는 기구
- Mouth mirror, periodontal probe, explorer 등

2) 시술용, 작업용 기구(Treatment instruments)

- Scaling, root planing 및 외인성 착색 제거시 사용
- Curette (Universal and Gracey), Scaler (Sickle, Hoe, Chisel, and File), Ultrasonic scaler 및 Stain을 제거하는 Instruments (Profin angle, Porte polisher, Air polisher)

2. 치주기구의 기본적인 형태의 특징

- 치주기구의 기본 부위: Working end, Shank, Handle로 구분

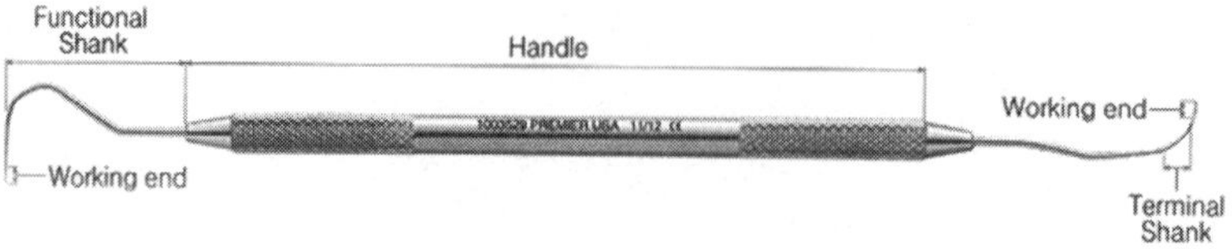

그림 2-1 기구의 부위명칭

1) 작업부(Working end)

- 기구의 끝 부위로 Shank(연결부)와 부착
- 치아 또는 연조직에 직접 접촉하여 계획한 시술과정을 실행하는 부위
- 시술과정에 적당한 기구의 형태를 결정하는데 중요한 부분

Blade		Point	Tip	
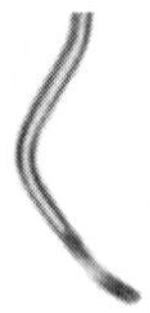	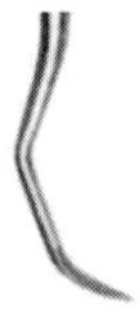	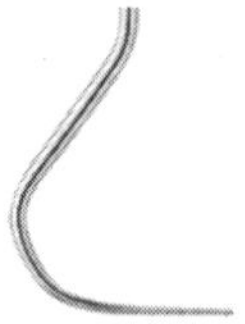	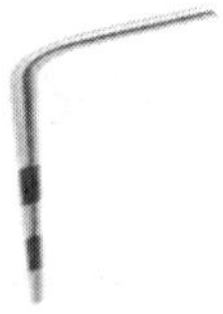 ↑ Dull Tip	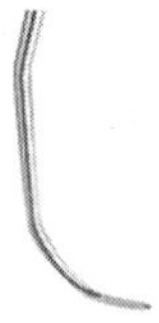 ↑ Sharp Tip
curette	Scaler	#23 Explorer	Probe	11/12 Explorer

그림 2-2 기구의 working end 명칭

(1) Single and double working end

① Single working end

- 시술부위에 적절한 working end를 교환해야 하는 시간이 길므로 비효율적
- 기구의 소독, 멸균, 포장, 보관하는 경우에도 double instrument보다 비경제적
- 술자는 double instrument보다 2배의 기구 수를 구비해야 함

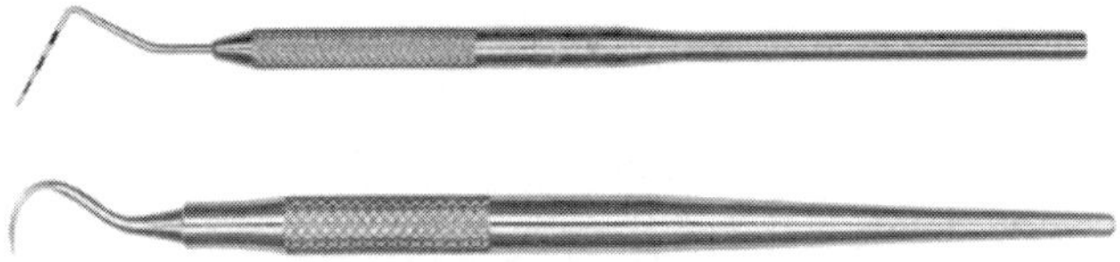

그림 2-3 Single working end

② Double working end

a) Mirror images double working

- 한쪽의 작업부가 반대쪽 working end와 정확하게 mirror상으로 제작됨
- Working end가 서로 mirror상을 하고 있으므로 만약에 상악우측 구치부 협면에 같은 기구의 한쪽 working end로 사용하는 경우에 반대쪽 working end로는 상악좌측 구치부 설면에 사용하기 적합

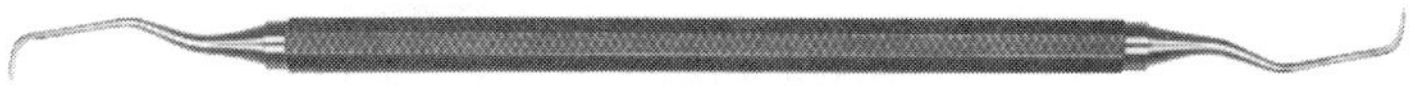

그림 2-4 Mirror images double working

b) Unbalance images double working end

- 양측 2개의 working end의 형태가 서로 다름
- 흔히 probe와 explorer가 한쌍을 이루어 한 개의 기구에 양측으로 제작

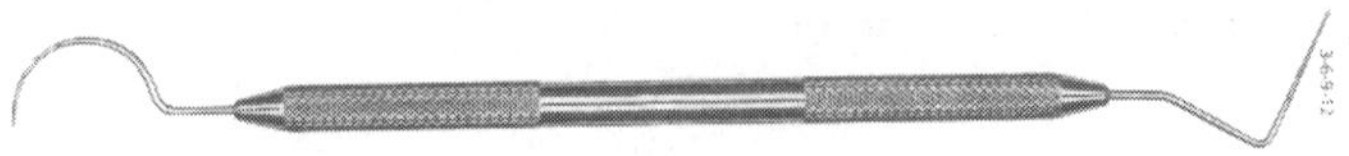

그림 2-5 Unbalance images double working

2) 연결부(Shank)

- Instrument의 working end와 handle을 연결하는 부위
- 시술시 목적에 따른 기구 선택시 중요한 요인이 되는 부위

Terminal shank (하방 연결부)

- Working end(작업부)에 가장 인접한 만곡 또는 각도가 진 부분
- Curette 연결부의 각도는 기구조작시에 올바른 blade(절단연)을 결정하는데 중요한 부위
- 일반적으로 치주기구의 올바른 날의 선택은 치아장축과 하방 연결부와 평행한가에 의해 결정

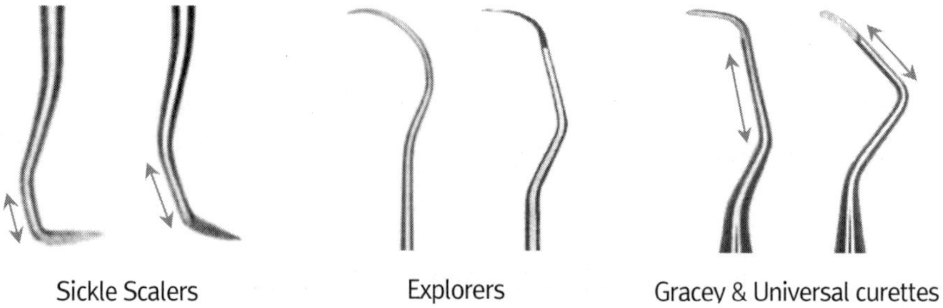

그림 2-6 Terminal shank

(1) Shank의 길이

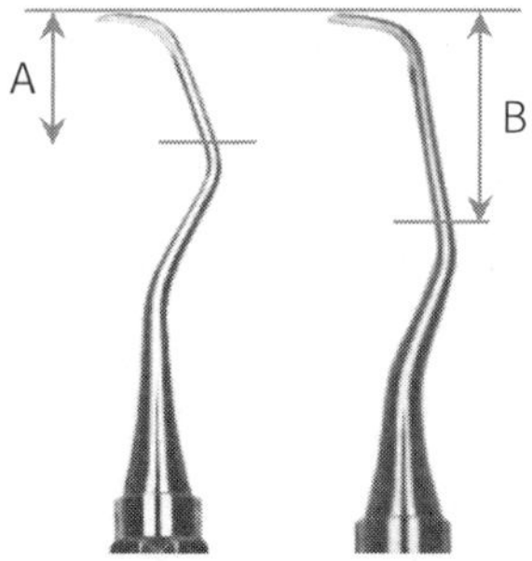

- A: Shorter shank: 주로 전치부위나 pocket의 깊이가 깊지 않은 부위에 효율적으로 사용
- B: Longer shanker: 주로 periodontal pocket의 깊이가 깊은 전치부 또는 구치부에 사용되며 또한 치은 퇴축이 존재하는 부위에도 사용

그림 2-7 Shank의 길이

(2) Shank의 각도(Angle)

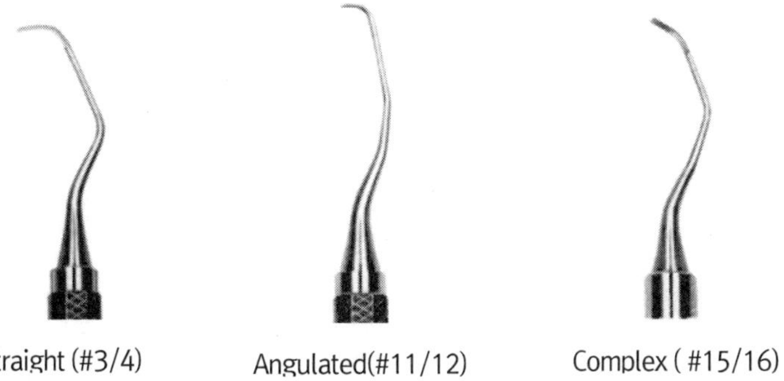

- Straight : 주로 전치부에 한정되어 사용
- Angulated : 구치부의 인접면에 주로 사용
- Complex : 구치부의 인접면을 포함한 깊은 치주낭이 존재하는 부위에도 사용이 가능하도록 shank가 여러 번 각져 있음

그림 2-8 Shank의 각도

(3) Shank의 강도

- 제작된 metal의 종류와 shank의 두께에 의해 결정
- 단단한 shank: 촉각을 감소시키고 주로 heavy calculus를 제거 시에 사용
- 유연한 shank: 주로 예방단계의 oral prophylaxis 또는 유지단계의 치주환자에서 사용

3) 손잡이(Handle)

- Working end 조작 시에 grasping하는 부위

(1) Handle의 종류

① 연결형

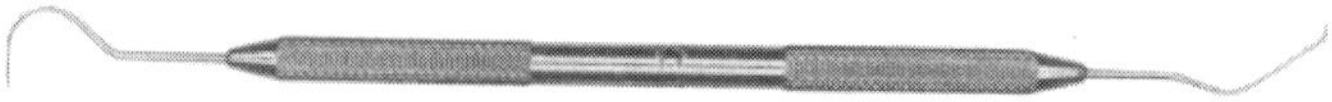

그림 2-9 연결형

② 분리형

- Working end와 shank가 분리 할 수 있도록 제작되어 기구 교환이나 교체가 가능

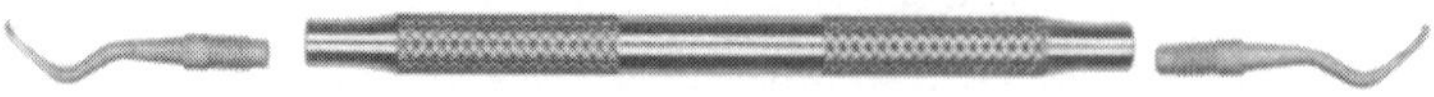

그림 2-10 분리형

(2) Handle의 크기(직경)

① Medium
- 사용하기 가장 좋다.

② Large
- Grasp하기에 부피가 너무 크다.
- Handle을 손가락 사이에서 돌리기 어렵다.
- 구치부위에 도달하기 어렵다.

③ Slender
- Handle의 직경이 너무 가늘어서 장시간 사용 시에 손가락의 경련을 초래한다.

(3) Handle의 외형

- 둥근형 또는 육각형: 둘 다 사용하는데 편리하다.

① Hexagonal shape

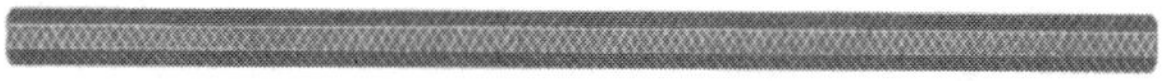

② Round shape

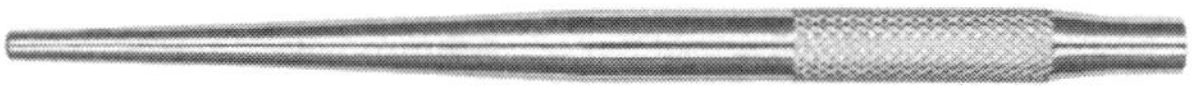

그림 2-11 Handle의 외형

(4) Handle 외형의 무늬

① Smooth pattern

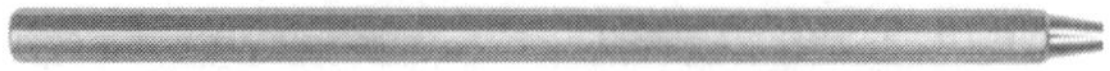

② Ribbed or scored pattern

- 격자무늬형의 handle이 smooth한 handle보다 grasp하거나 조절하기 쉽다.
- 특히 blood 또는 saliva가 묻은 handle을 잡기는 ribbed or scored pattern이 좋다.

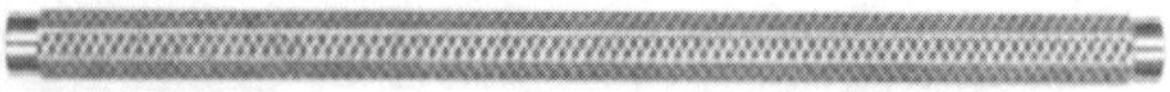

그림 2-12 Handle 외형의 무늬

(5) Handle의 무게

① Solid handle

- 촉각을 감소시킨다.

② Hollow handle

- 속이 빈 핸들은 장시간 사용에도 solid handle보다 촉각이 좋다.

CHAPTER 3

기구 잡기

1. 기구 잡는법(Grasp)

1) 연필잡기법(Pen grasp)

- 첫째손가락과 둘째손가락의 끝부분과 셋째손가락의 측면으로 기구를 잡는 것으로 연필을 잡는 것과 같은 방법이다.
- 손가락 사이에서 손잡이(handle)를 조절할 수 없어 세밀한 동작을 하기에는 제한이 따르므로 치석제거나 치근활택술시에는 부적합한 방법이다.

2) 변형연필잡기법(Modified pen grasp)

- 치주기구 사용시 사용되는 기본적인 파지법이다.
- 삼각대의 효과로 예민한 촉각, 안정성, 강한 측방압의 효율적인 조절이 가능하다.
- 첫째 및 둘째손가락 내면은 손잡이에서 서로 반대측에 있어야 하며 셋째손가락의 내측 면은 기구의 연결부를 대는 방법이다.
- 여러 가지 동작으로 쉽게 조절하게 하고 전달감을 좋게 함으로써 가장 능률적이고 안정감이 있는 기구잡기법으로 많이 사용되는 방법이다.

▪ 치석제거술과 치근활택술 및 탐침(explorer)이나 치주낭측정기(periodontal probe) 사용시 적용된다.

3) 손바닥잡기법(Palm grasp)

▪ 손바닥으로 기구를 감싸듯이 쥐는 방법으로 기구연마나 three-way syring의 사용, rubber dam forcep의 사용 등 큰 기구를 견고하게 잡을 때 이용하는 방법이다.

▪ 촉감이 떨어지고 기구동작에 한계가 있으므로 치석제거술이나 치근활택술 등 세밀한 조작을 요하는 술식에는 사용하기가 어렵다.

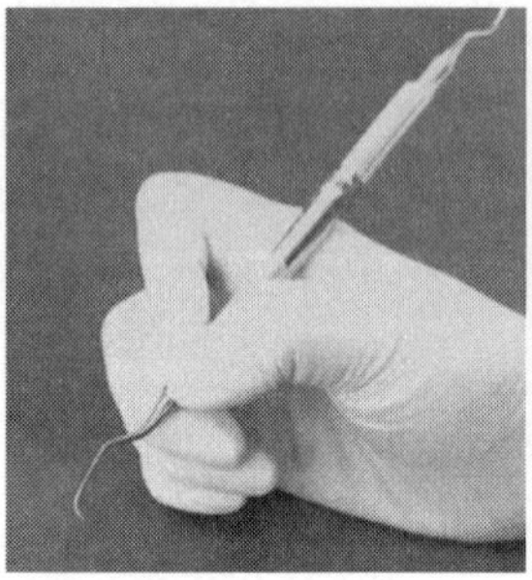

Pen grasp

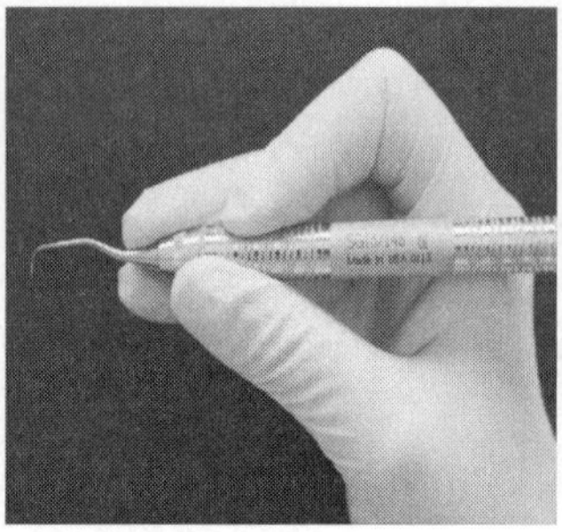

Modified pen grasp

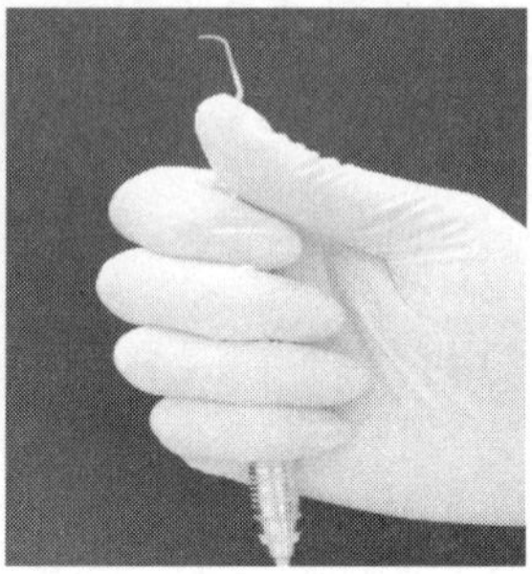

Palm grasp

그림 3-1 Grasp

Modified pen grasp시 손가락과 기구와의 위치관계

[엄지의 내면]

- 기구의 handle부위에 위치시킨다.
- 손가락 마디를 핀다.

[검지의 내면]

- 기구의 handle부위 위에 엄지보다 약간 위쪽으로 위치시킨다.
- 검지의 둘째 관절마디가 위쪽으로 향하도록 구부리고 첫째 마디는 약간 아래쪽 방향으로 경사지게 한다.

Modified pen grasp시 손가락과 기구와의 위치관계

[외면을 향한 중지의 측면]

- 엄지가 위치한 방향의 반대쪽에 위치시킨다.
- 기구의 working end를 향한 shank부위에 위치시키고 검지보다는 보다 작게 둘째 관절마디를 약간 구부린다.

삼각대의 효과

- 엄지, 검지 및 중지가 이루는 삼각대 효과에 의해 치주기구 조작 시 예민한 촉각과 fulcrum 적용 시 손가락의 안정성과 scaling stroke 시 측방압의 강도를 효율적으로 조절할 수 있다.

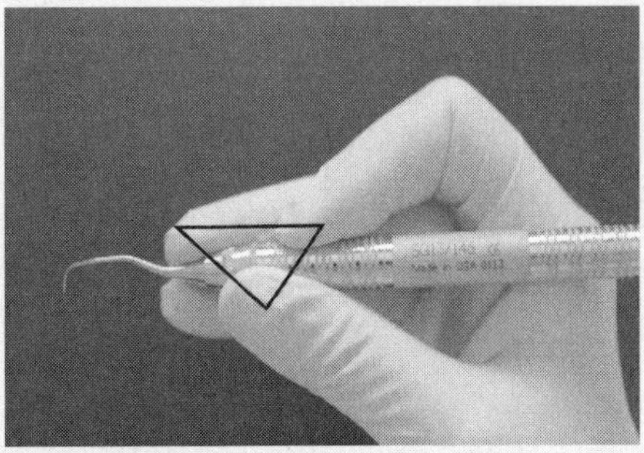

그림 3-2 변형연필잡기의 삼각대

CHAPTER 4

손고정

1. 손고정(Fulcrum, Finger rest)

- Fulcrum은 기구 조작 시에 손과 기구를 안정시켜서 기구의 조절이 용이하도록 함으로써 기구의 미끄러짐에 의해 발생할 수 있는 치은과 주위조직에 상처를 주는 것을 방지한다.
- 기본적으로 시술부위에서 가까운 치면에 손고정한다.

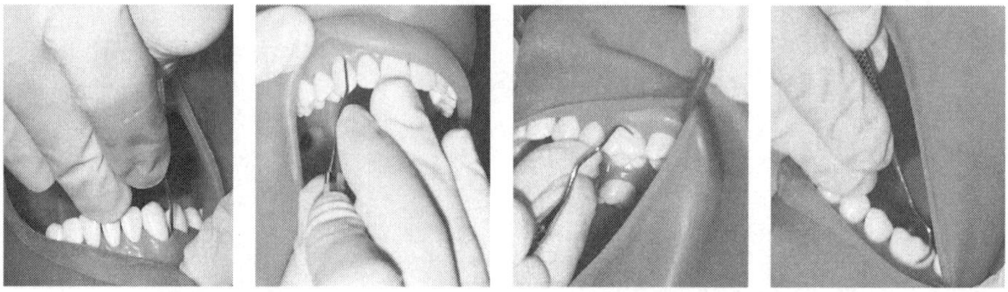

※ Fulcrum시 middle finger와 ring finger는 항상 접촉한 상태로 유지

그림 4-1 손고정 (중지와 약지 접촉상태)

1) 구강내 손고정

- 기본적인 fulcrum으로 구강내 치아면에 약지의 내면 (끝면, 측면)을 위치시켜 지지를 얻는 손고정이다.
- 일반적으로 약지(ring finger)의 내면, 끝면 및 측면을 시술부위에서 가까운 치아의 교합면, 협면, 절단연, 순면 또는 설면에 고정시키고 기구조작을 한다.
- 기구조작시에는 항상 fulcrum한 약지의 측면과 중지(middle finger)의 측면은 접촉한 상태여야 한다.
- 만약에 중지와 약지가 분리되면 기구조작(stroke)시에 힘의 강도가 감소하여 기구를 조절하기 어렵다.
- 지레받침의 작용(built-up 받침점)은 중지와 약지의 측면이 서로 접촉하여 손목-아래팔 움직임(wrist and forearm motion)에 의한 효율적인 기구조작을 할 수 있게 한다.

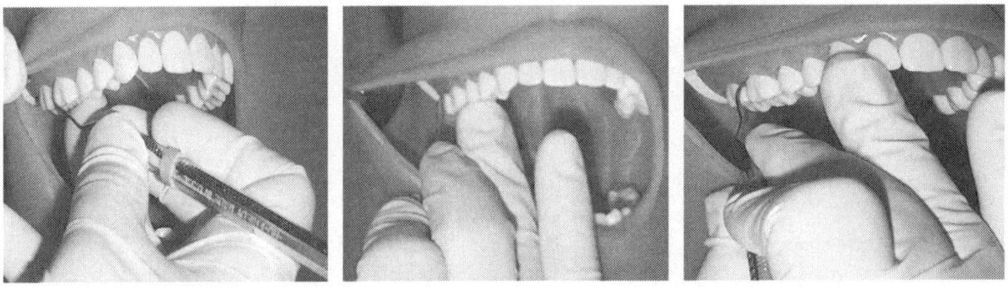

교합면의 설측교두 또는 설면의 교합1/3부위 | 대구치와 소구치의 교합면 | 상악우측 전치의 순면 또는 절단부위

그림 4-2 구강내 손고정 예외적인 부위 (상악우측 구치부 협면)

표 4-1. 일반적인 구강내 손고정

악궁	치아	부위	손위치	부위	손위치
상악	전치부	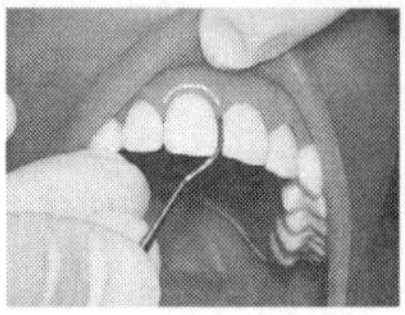	• Ring finger의 내면(끝면) • 상악우측 제1소구치 협측교두 • 좌.우 전치의 절단연	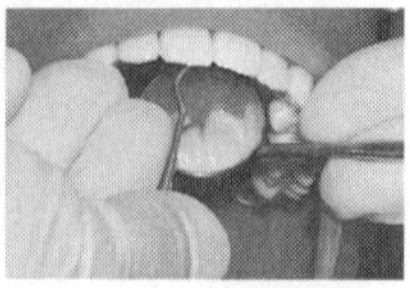	• Ring finger의 내면(끝면) • 상악우측 제1소구치 협측교두 • 좌.우 전치의 절단연
		12:00(Back position)		12:00(Back position)	
	구치부	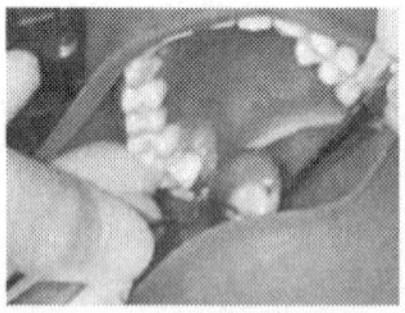	• Palm up • Ring finger의 내면 • 소구치와 대구치의 교합면의 협측교두	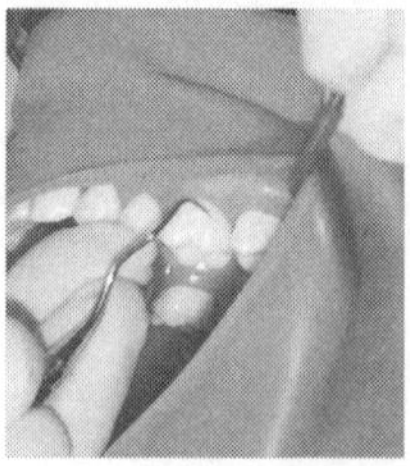	• Palm up • Ringer finger의 내면 • 소구치와 대구치의 교합면
		10:30(Side position)		10:30(Side position)	
하악	전치부	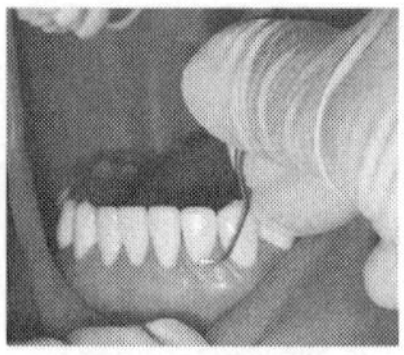	• Ring finger의 내면 • 좌측 제1소구치의 협측교두 • 좌.우전치의 절단연	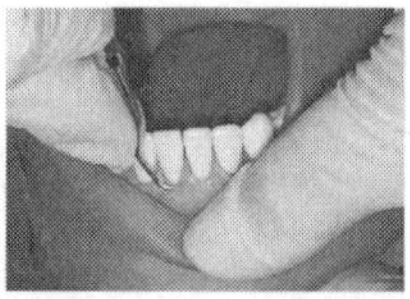	• Ring finger의 내면또는 끝면 • 우측 제1소구치의 협측 교합1/3부위 • 좌.우전치의 절단연
		7:00(Front position)		12:00(Back position)	
	구치부	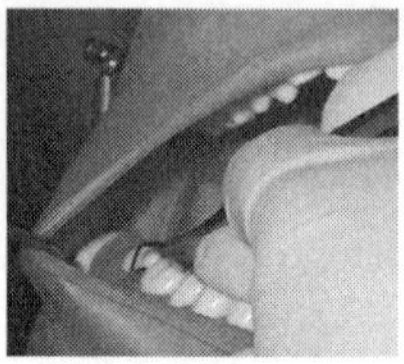	• Ringer finger의 측면 또는 내면 • 소구치와 대구치의 교합면	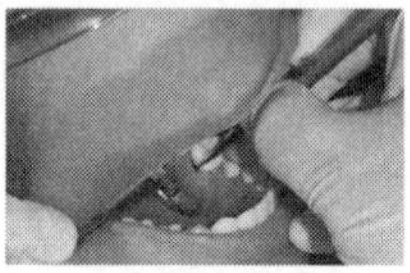	• Ring finger의 외면협점막을밀고, • Ring finger의 내면 또는 측면-소구치, 대구치의 협면의 교합1/3부위
		7:00(Front position)		7:00(Front position)	

2) 구강외 손고정(Extraoral fulcrums)

- 깊은 치주낭 부위에 치주기구를 조작 할 때 구강외에 손고정한다.
- 턱 또는 뺨의 넓은 부위에 손등(손가락부위) 또는 손바닥(손가락 내면)을 위치시켜서 하는 손고정이다.
- 상악 구치부를 scaling할 때 구강내 손고정하기가 어려운 경우에 효율적으로 적용하는 손고정이다.

CHAPTER 5

치경

1. Mouth mirror의 기본적인 형태와 특징

1) Working end

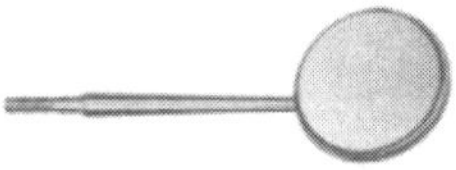

- Mirror를 선택 할 때 가장 고려해야 할 부분이다.
- Mirror head는 front surface와 back surface로 구분된다.
- Mirror face(내면)의 3가지 종류

① Front surface (안면)

- 상의 왜곡이나 확대 없이 비춰지는 상의 반대 상을 보여주므로 가장 흔히 사용된다.

② Concave surface(오목면)

- 상의 확대 및 왜곡을 초래하므로 보통 사용하지 않는다.
- 시력에 문제가 있는 술자에게만 추천된다.

③ Flat surface(평면)

- 이중상 또는 그림자를 형성하므로 치주진료 시에는 추천하지 않는다.

2) Shank

- Mirror face와 shank사이의 각도는 45도가 효율적이다.(술자의 손목이 굽혀짐을 막음)

3) Handle

2. Mouth mirror의 기능

1) 젖힘, 당김 (Retraction)

- 젖힘이란 mouth mirror로 순점막, 협점막 및 혀를 당기거나 미는 동작을 말한다.
- 직접시진, 간접조명 및 간접시진을 하기 위해서는 mirror head의 face 또는 back 부위로 협점막 또는 혀를 젖힌다.

(1) 직접시진(Direct vision)을 위한 retraction

- 직접시진을 하기 위해서는 mouth head의 face부위로 협점막 또는 혀를 retraction 하게 한다.

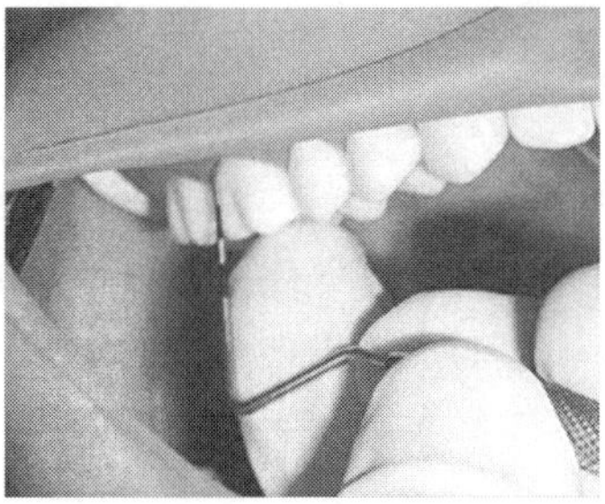

Buccal mucosa

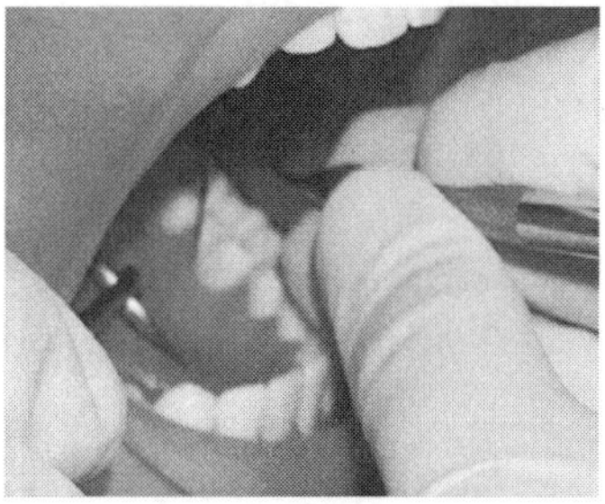

Tongue

그림 5-1 직접시진 위한 retraction

(2) 간접시진 및 간접조명(Indirect vision & Illumination)을 위한 retraction

- 간접시진 및 간접조명을 하기 위해서는 mouth head의 back부위로 협점막과 혀를 retraction 하게 한다.

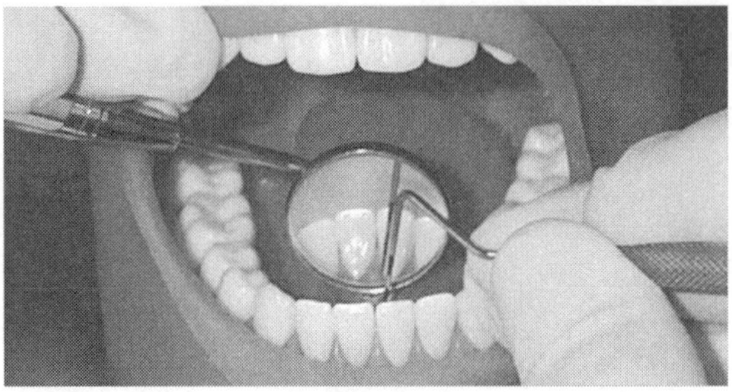

간접시진

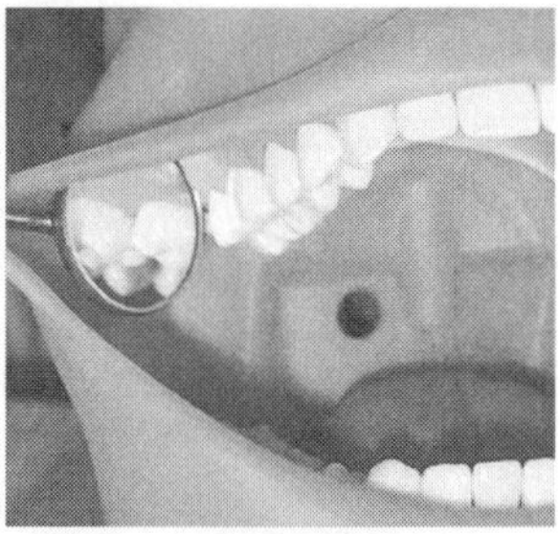

간접조명

그림 5-2 간접사진 및 간접조명을 위한 retraction

(3) 직접시진을 위한 검지를 사용한 retraction

- Labial mucosa을 retraction하기 위해서는 치경을 palm grasp로 잡고 (또는 mirror를 사용하지 않고) 치경 대신에 검지를 사용하여 labial mucosa를 retraction 한다.

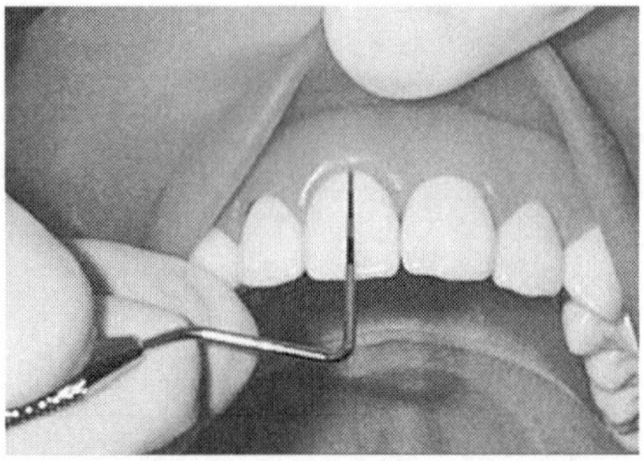

술자와 먼면을 위한 Retraction

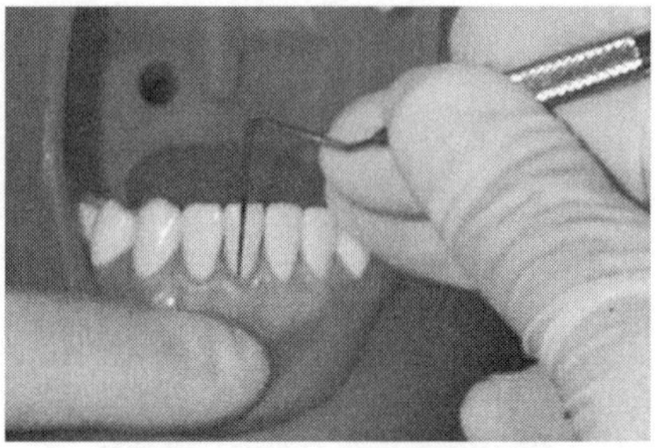

술자와 가까운면을 위한 Retraction

그림 5-3 직접시진을 위한 retraction

2) 간접조명을 사용한 간접시진(Indirect vision)

- 4가지 기능 중에서 습득하기 가장 어려운 과정으로 치경을 통한 반사작용에 의해 간접시진이 제공된다.
- 직접시진을 통하여 시진하기 어려운 최후방 구치부위나 술자의 진료자세가 불편한 경우에 적용한다.

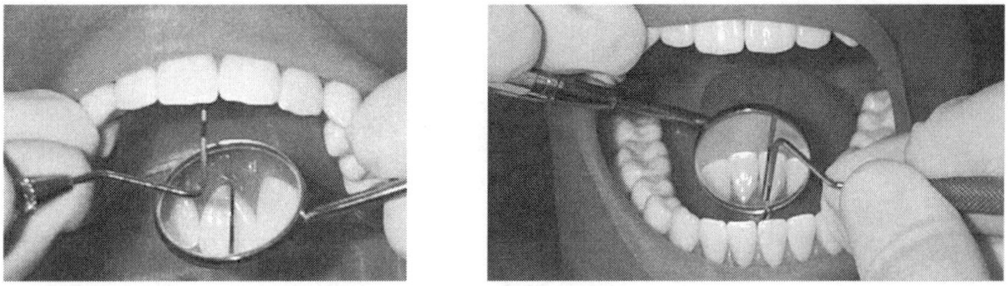

그림 5-4 간접조명을 사용한 간접시진

3) 간접조명을 이용한 직접시진(Direct vision)

- 구강내 후방부위나 설면부위에 주로 적용된다.
- 간접조명을 사용한 직접시진은 시술시 직접시진에 적당한 환자 및 술자의 위치로 정한다.

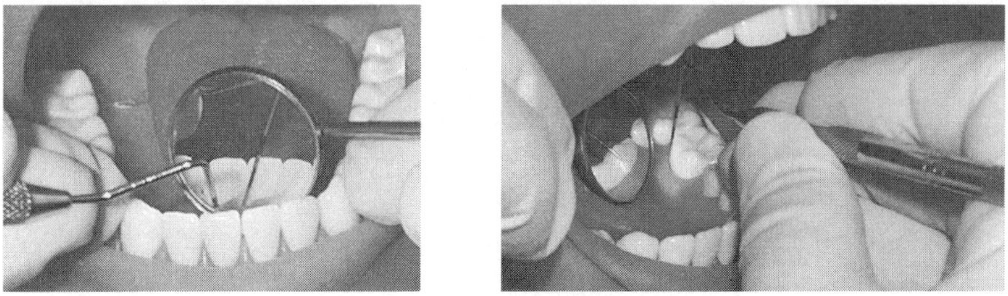

그림 5-5 간접조명을 사용한 직접시진

4) Transillumination (투조법)

- 얇은 전치부 치면의 순면에 빛을 통과 시켜 설면에 치경으로 다시 반사시켜 치아 내부의 시진하는 방법이다.
- 이 투조법에 의해 전치부 인접면의 초기 치아우식증 또는 인접면 치석의 존재를 쉽게 관찰할 수 있다.

3. Mouth mirror의 사용방법 및 사용 시 고려사항

1) Mouth mirror의 사용법

① 치주기구 조작 시에는 왼손으로 치경은 modified pen grasp로 잡는다.

② 구내검사를 하는 경우에는 오른손으로 치경을 잡는다.

③ 치경을 구강에 넣을 때 환자의 입을 크게 벌리게 하여 치아와 부딪히지 않도록 구강의 중앙부위로 넣는다.

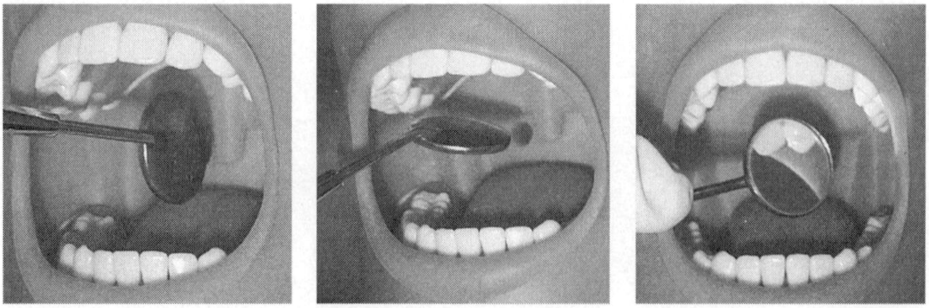

그림 5-6 (1) 구강내 치경 사용법

④ 치경은 구강내로 넣은 후에는 환자에게 입을 약간 다물게 하여 구강주위의 근육에 긴장을 느슨하게 한 후에 협점막 또는 혀를 당긴다.

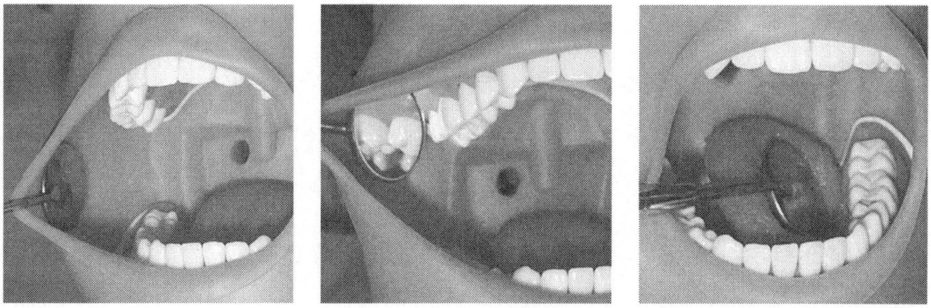

그림 5-6 (2) 구강내 치경 사용법

⑤ 치경 또는 검지로 협점막, 혀, 순점막을 retraction하지 않는 경우에는 치경 잡은 손가락으로 반드시 치아 경조직 위에 손고정을 한다.(손고정하지 않으면 치경이 흔들리고 좌측과 우측 손의 균형이 깨져 기구조작시 압력을 주기가 힘들다.)

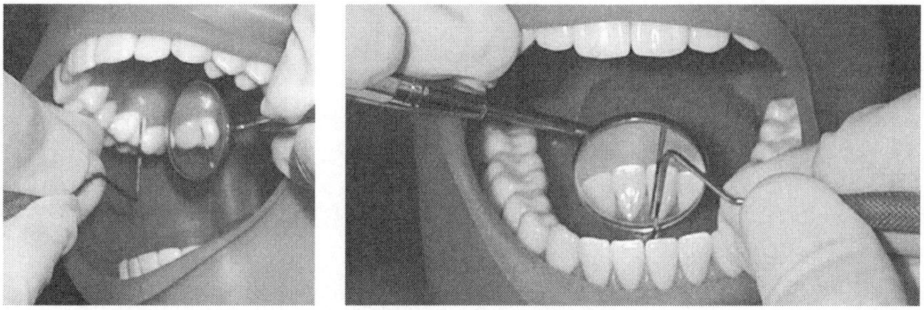

그림 5-6 (3) 구강내 치경 사용법

2) Mouth mirror 사용 시 고려할 점

- 치경 사용 시 handle이나 shank가 구각 부위를 아프지 않도록 주의한다.(협점막을 당길 때 Mirror head를 가능하면 후방부위의 협점막에 위치시켜 Mirror shank부위가 구각 부위를 세게 당기는 일이 없도록 한다.)
- 구강저 부위의 조직을 치경으로 눌러 환자에게 불편함을 주는 일이 없도록 주의한다.
- 치경에 의한 외상을 줄이기 위해 연조직 retraction시 약한 압력을 유지하거 검지로 retraction을 할 수도 있다.
- Mirror face에 fog가 발생하면 환자의 협점막에 문지르거나 구호흡 환자에게 비호흡을 하도록 협조를 구한다.
- Saliva, plaque, blood등에 의해 치경이 오염된 경우에는 gauze와 water syringe를 사용하여 청결을 유지해야 하며 절대로 환자의 협점막에 문지르는 경우는 없어야 한다.
- 구강주위에 상처가 있으면 바세린을 바른 후 상처부위에는 직접적인 기구조작은 피한다.

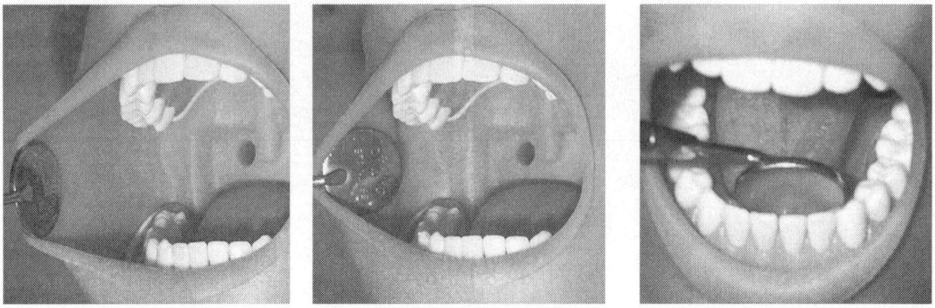

올바른 방법 | Shank부위가 구각 부위를 당김 | 구강저 부위를 누름

그림 5-7 잘못된 치경 사용

CHAPTER 6

Explorer

1. 탐침을 위한 치주조직의 기본 개념

1) 치은열구(Gingival sulcus), 치주낭(Periodontal pocket)의 개념 및 해부학적 위치

치은열구는 치은의 내면과 치아 사이에 형성된 V자 형태의 공간이며, 치은열구가 병적으로 깊어진 것을 치주낭이라고 한다.

2) 치은열구 및 치주낭을 이루는 부위의 명칭 및 특징

① 치면은 법랑질 또는 백악질

② 열구상피 (Sulcular epithelium)

③ 접합상피 (Junctional epithelium)와 col부위

3) Anatomical gingiva의 부위별 명칭

① Free gingival margin (유리치은연, Margingal gingiva)

② Papillary gingiva (치간유두, Interdental papilla)

③ Attached gingiva (부착치은)

④ Alveolar mucosa (치조점막)

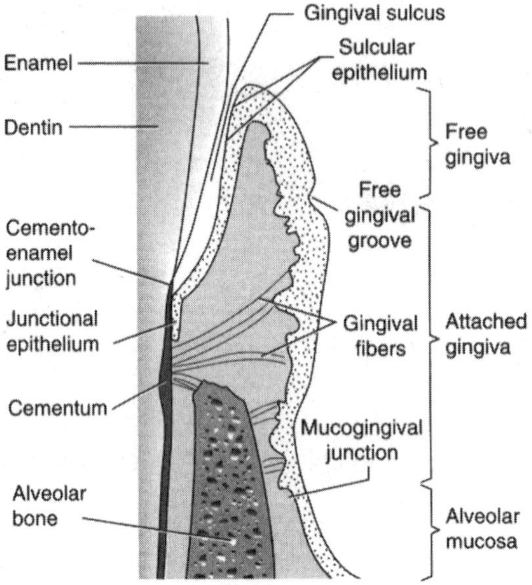

그림 6-1 치주조직의 명칭

2. 탐침시 관련된 치면의 부위 명칭

1) 전치부

① 술자와 가까운(술자를 향하는) 치면/술자에서 먼쪽(술자를 향하지 않는) 치면

② 순면: 술자와 가까운 순측인접면 부위, 순면 중앙부위, 술자에서 먼 쪽에 위치한 순측 인접면 부위

③ 설면: 술자와 가까운 설측인접면 부위, 설면 중앙부위, 술자에서 먼 쪽에 위치한 설측인접면 부위

2) 구치부

① 협면: 협측원심능각부위(Disto-line angle), 협면중앙부위(Buccal middle line), 협측근심능각부위(Mesio-line angle), 협측 근, 원심면의 col부위

② 설면: 설측원심능각부위(Disto-Lingual line angle), 설면중앙부위(Lingual middle line), 설측근심능각부위(Mesio-Lingual Line angle), 설측 근심면의 col부위, 설측 원심면의 col부위

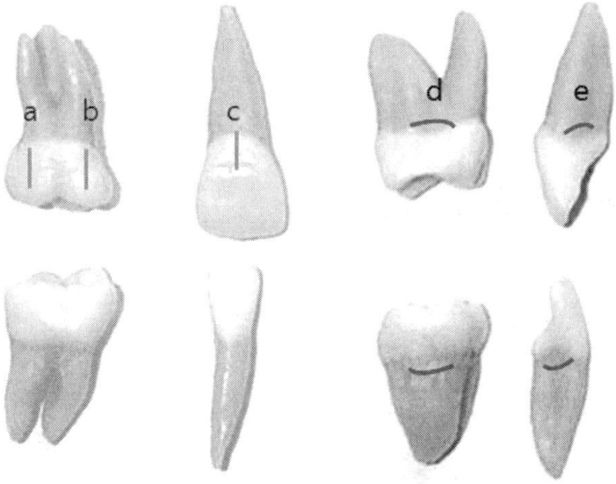

※ 전치 및 구치의 Exploring시 알아야 할 치면 부위

a: 원심협측능각부위(Disto-buccal line angle)

b: 근심협측능각부위(Mesio-buccal ine angle)

c: 순면중앙부위(Labial middle line)

d: 구치부 원심면의 col부위

e: 전치부 근심면의 col부위

그림 6-2 치면 부위의 명칭

3. Explorer의 사용용도

- 치석과 치면세균막의 양과 분포상태를 검사시 사용
- 불규칙한 치면을 탐지시 사용
- 치아우식증, 탈회된 부위, 불량한 보철물의 변연부위, 수복물 또는 보철물의 변연에 발생한 2차(재발) 우식증탐지시 사용
- Scaling과 Root planing 후의 치면상태를 검사시 사용
- 치근의 형태학적으로 이형 검사시 사용: 불규칙한 백악질, 병적인 백악질을 검사시 사용

4. Explorer의 종류 및 기능

1) 23 Explorer (Shepherd's hook explorer)

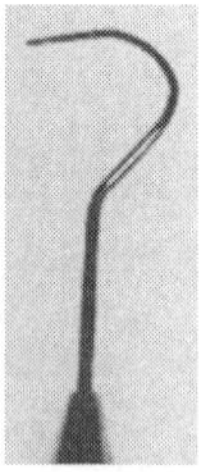

- Single-ended 또는 17 Explorer와 쌍으로 된 double-ended로 된 탐침
- 일반적으로 치아우식증 발견시 사용
- 수복물의 변연을 검사 또는 교합면의 소와열구 부위를 평가시 사용

2) 17 Explorer (Orban explorer)

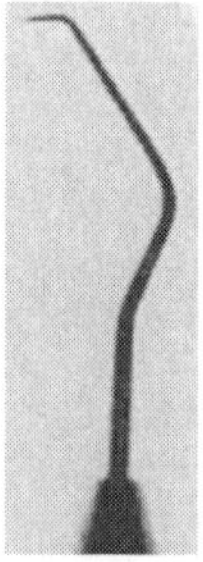

- Single-ended 또는 23 explorer와 쌍으로 된 double-ended로 된 탐침자

- 전치부의 좁고 깊은 치주낭에서 치은연하 치석을 탐지하거나 구치부의 협면과 설면의 치은연하 치석을 탐지시 사용하면 효율적임
- 구치부의 인접면이나 능각부위에 사용하기 어려움

3) 3CH explorer (Pigtail or Cowhorn explorer)

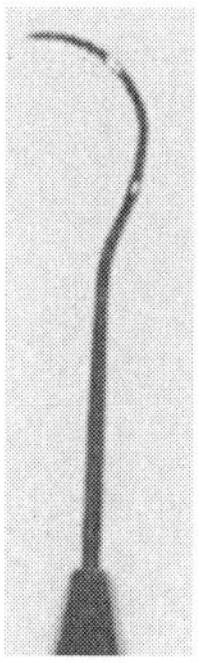

- 쌍으로 이루어진 double-ended explorer
- 양쪽의 작업부는 mirror image를 하고, 전치면에 쉽게 적합
- Working end는 만곡되어 있고 shank는 치석을 탐지하기 용이
- 4mm이하의 치주낭(Periodontal pocket) 부위에서 치은연하치석을 탐지하는데 가장 효율적임

4) 3-A Explorer

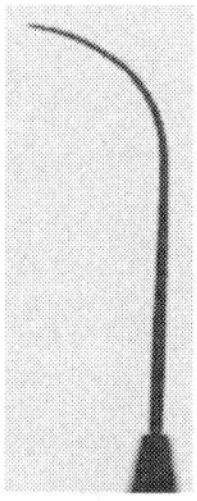

- Single-ended explorer로 tip은 길고 가는 궁형의 형태
- 깊은 치주낭이나 furcation areas(치근분지부) 병소를 검사 시 사용

5) 11/12 Explorer (Gracey-type explorer)

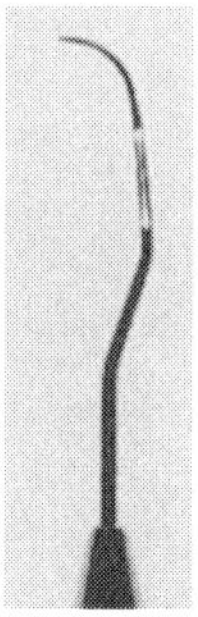

- 쌍으로 이루어진 double-ended explorer로 universal instrument
- Explorer 중에서 유일하게 shank가 길고 복합적 각도를 이루고 있어 깊은 치주낭에 쉽게 적합
- Universal instrument이므로 구치 및 전치의 모든 치면에 동일하게 적합
- 얕은 치은열구에서나 깊은 치주낭(7m이내)에서 동일하게 사용할 수 있는 치석탐지에 가장 효율적인 탐침

5. Explorer의 디자인

- Working end
- Shank: Terminal shank & Functional shank
- Handle

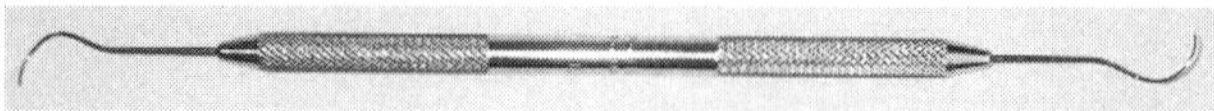

그림 6-3 Explorer의 디자인

1) 작업부(Working end)

- 휘기(Flexible) 쉬운 기구이며 횡단면은 원형형태이다.
- Point가 예리하며 tip은 가는 철사와 같은 형태로 되어있다.
  - Sharp한 point는 주로 치아우식 탐지시에 효율적으로 사용된다.
  - 1~2mm 철사 같은(wire-like) tip은 주로 치주상태를 검사시에 치면과 접촉하는 부위이다.

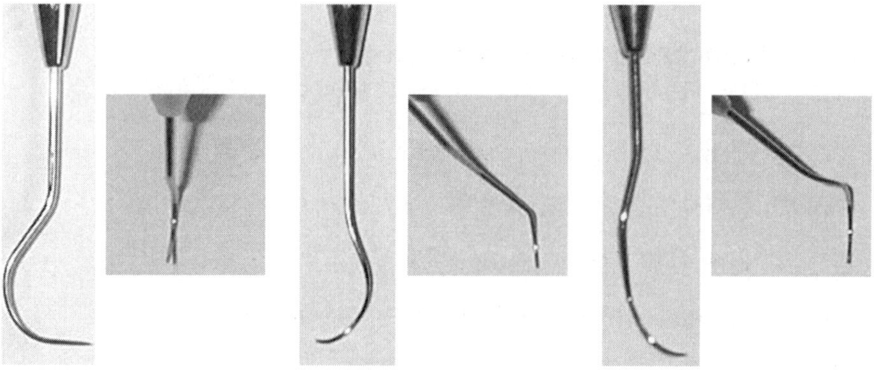

#23 Explorer #3CH Explorer #11/12 Explorer

그림 6-4 Explorer의 working end

2) 연결부(Shank)

- 사용목적에 따라 연결부는 직선(Straight), 만곡된(Curved) 또는 복합적으로 각진 형태로 다양하다.
- 굵거나 넓은 직경의 연결부를 가진 explorers 사용: 치아우식 탐지 발견시 또는 수복물 주변을 검사시 사용하기 적합하다.
- 가늘고 긴 연결부를 가진 explorers의 사용: 충분한 촉각을 느낄 수 있으므로 치근의 구조 또는 치은연하 치석 발견시 사용

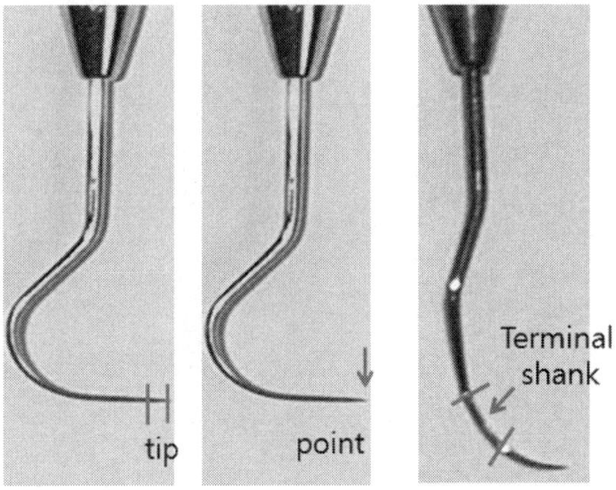

그림 6-5 Explorer의 working end (tip or point) 및 terminal shank

6. Explorer 사용과정

1) 잡는법

(1) 치석 탐지를 위한 exploring시 올바른 modified pen grasp의 중요성

- Periodontal probe와는 달리 능각 부위에서 손가락 사이에서 기구를 돌려야 한다.
- 기구의 돌림에서 올바르지 못하면 explorer의 working end로 치주낭(열구)내의 연조직에 상처를 주게 된다.

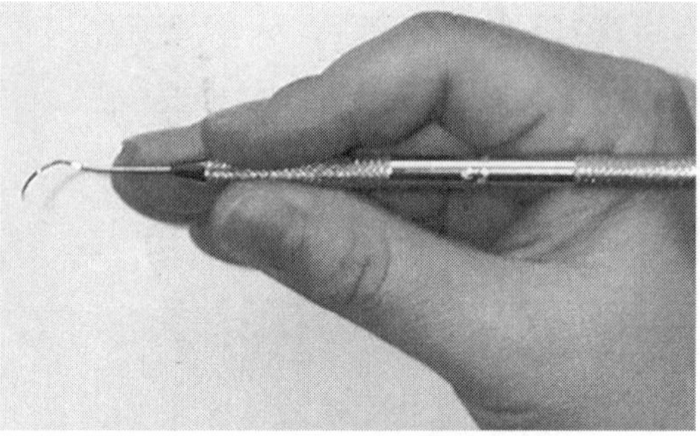

그림 6-6 Modified pen grasp

(2) Line angle(능각) 부위에서의 기구조작시 문제점

- 능각부위에서의 기주조작시에는 연조직의 열상을 방지하기 위해서 엄지와 검지 및 중지사이에서 기구의 handle을 천천히 돌린다.

2) 손고정

- 손고정은 항상 시술부위 인접치아에 둔다.
- 중지외면의 측면 부위가 shank 부위에 위치해야 한다.

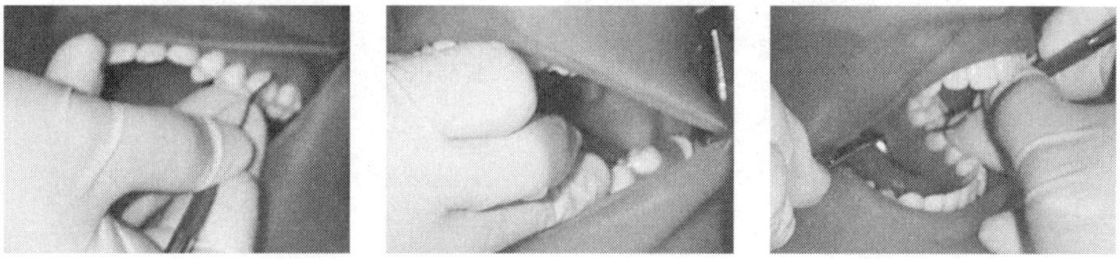

그림 6-7 손고정

3) 올바른 working end 결정

(1) Explorer의 올바른 Working end을 결정하기 위한 기본 원칙 (구강내)

① 시술부위에 적합한 술자, 환자 위치를 설정하고, 변형연필잡기법으로 기구를 잡는다.

② 기구조작을 할 치면부위에 정확한 손고정이 반드시 이루어져야 한다.

③ Explorer handle의 위치: 상악치아에서는 handle이 하방을 향하게 하고, 하악치아에서는 handle이 상방을 향하게 한다.

④ Explorer 작업부의 point는 인접면을 향하게 한다.(구치부에서는 제1소구치와 제2소구치 사이, 전치부에서 좌측과 우측 중절치 사이)

⑤ Explorer의 terminal shank와 치아장축과 평행을 이루면 옳은 tip으로 결정한다.

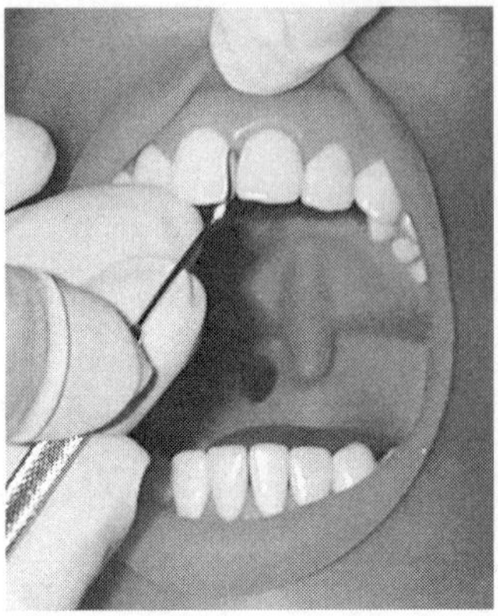

○

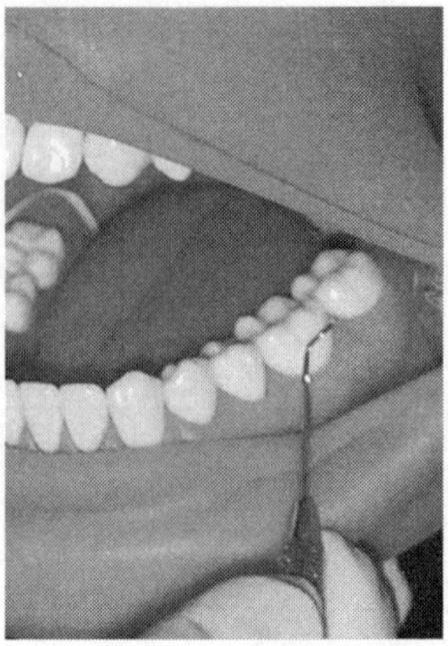

×

그림 6-8 올바른 작업단 결정

(2) 구강 외에서의 결정하는 방법

① Explorer의 handle이 바닥과 수직이 되게 잡는다.

② Explorer tip의 point부위가 술자를 향하게 위치시킨다.

③ Explorer의 terminal shank의 기울어진 방향이 좌측 또는 우측인지 확인한다.

- 우측방향으로 기울어진 terminal shank와 연결된 explorer의 tip을 사용할 치면
  - 구치부: 상악우측협면, 상악좌측설면, 하악우측설면, 하악좌측협면
  - 전치부: 상악순면 및 하악설면의 술자와 가까운 치면, 상악설면 및 하악순면의 술자와 먼쪽 치면
- 좌측방향으로 기울어진 terminal shank와 연결된 explorer의 tip을 사용할 치면
  - 구치부: 상악좌측협면, 상악우측설면, 하악좌측설면, 하악우측협면
  - 전치부: 상악순면 및 하악설면의 술자와 먼쪽 치면, 상악설면 및 하악순면의 술자와 가까운 치면

4) 적합 (Adaptation)

적합(Adaptation)이란 insertion(삽입) 전단계로 tip의 측면이 유리치은연 바로 위치면에 접촉하여 위치한 것.

① 올바른 working end를 선택한 후 기구조작할 인접치아에 손고정한다.

② Explorer working end의 point부위가 구치에서는 원심협(설)측능각, 또는 전치에서는 순(설)면의 중앙부위에서 exploring할 부위 쪽으로 향하게 한다.

③ 치주낭이나 열구내로 삽입하기 전에 explorer tip(1-2mm)의 한쪽 측면이 유리치은연(free gingival margin)의 바로 위에서 치면에 부착되도록 위치시킨다.

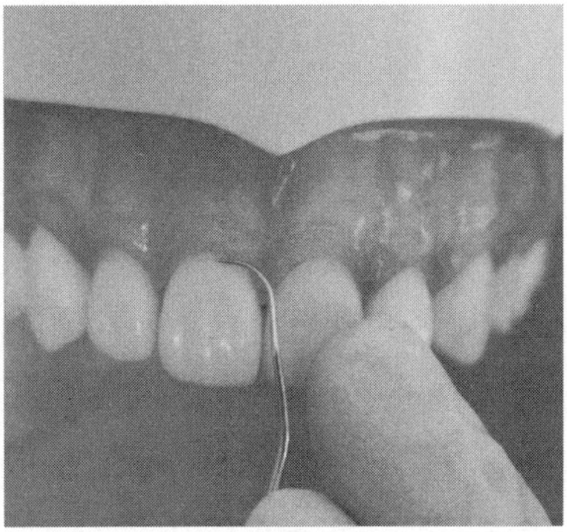

그림 6-9 Tip(1~2mm)의 측면이 치은연 바로 위에 적합된 상태

5) 삽입(Insertion)

Explorer tip(1-2mm)의 측면을 치면에 부착시킨 상태로 tip의 back 부위가 접합상피에 도달하도록 수직방향으로 가볍게 천천히 삽입한다.

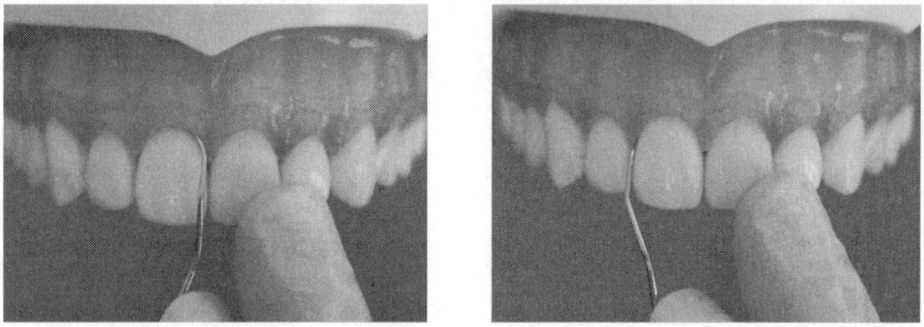

(a) (b)

그림 6-10 Tip의 Back부위가 접합상피에 도달(a), Terminal shank가 치아장축과 평행(b)

6) 동작 (Exploratory stroke)

Exploratory stroke는 치주낭이나 치은열구 내에서 치은연 바로 아래에서 접합상피까지 tip 측면을 치면에 부착시킨 상태로 pull and push stroke을 통하여 치근면의 상태를 촉각으로 검사하는 과정이다.

연습 #11/12 Explorer를 사용한 전치부 exploring 과정

1. 기구를 조작하고자 하는 부위에 적절한 환자구강의 높이가 되도록 dental chair의 위치, 환자의 머리와 턱의 위치를 조절한다.

2. 시술 부위에 적절한 술자의 위치, stool의 높이를 조절한다.

3. 효율적인 기구조작을 위해 dental light와 Instrument bracket의 위치를 조절한다.

4. 왼손으로 치경의 다양한 기능을 실행 시킨다.

5. 오른손으로 가볍게 #11/12 explorer를 modified pen grasp하고 기구조작 할 인접부 위의 치면 위에 구강내 손고정을 한다.

6. 기구 working end의 point가 좌.우 중절치의 순측(설측)사이의 인접면을 향하도록 하였을 때 terminal shank가 장축과 평행하는지 확인한다. 평행한 쪽이 그 술자를 향한(먼쪽) 치면에 사용할 올바른 working end이다.

   ※ 반드시 기구의 handle이 상악 전치부에서는 하악쪽으로 향하도록 하고, 반대로 하악전치부에서는 상악쪽으로 향하도록 하고 정확한 부위에 구강내 손가락 고정을 해야 한다.

7. 먼저 explorer의 point가 순면 또는 설면의 중심부위에서 술자와 가까운 쪽(술자와 먼쪽)을 향하도록 하고 explorer tip(1-2mm)의 side가 유리치은연(Gingival margin) 바로 위 치면에 적합 되도록 위치시킨다.

8. Explorer tip(1-2mm)의 측면을 치면에 부착시킨 상태로 tip의 back부위가 접합상피에 도달하도록 수직방향으로 천천히 삽입한다.

   ※ 절대로 경도이상의 측방압을 주어서는 않됨 !!!

9. Explorer tip의 back부위에 접합상피가 접촉하는 것을 느끼면 Explorer의 tip을 유리치은연 바로 아래 위치까지 수직방향으로 당기는 동작을 한다.

10. 유리 치은연 바로 하방에서부터 치주낭(or 치은열구)의 기저부인 접합상피까지 explorer tip의 측면을 치면에 부착시킨 상태에서 가볍게 (측방압을 거의 주지 않음) exploratory stroke(Pull과 Push stroke)을 중첩시키면서 반복적으로 술자와 가까운 쪽에 위치한 근심 또는 원심 능각부위 까지 계속한다.

11. Explorer tip이 근심협측 능각부위에 도착하면 손가락들(엄지, 검지 및 중지) 사이에 위치한 explorer handle을 엄지로 천천히 돌리면서 접촉면의 col부위(근심면 부위의 50%이상)까지 exploratory stroke를 한다. (1-2mm tip 측면이 항상 치면에 접촉되어야 함)

12. 순설면의 중앙부위에서 술자와 가까운 치면의 col 부위까지 exploratory stroke이 끝나면 술자의 위치를 바꾼 후 다시 순설면의 중앙부위에서 explorer working end의 point을 술자와 먼쪽 치면을 향하게 한 후 술자와 가까운 치면에서와 동일하게 접촉면의 col부위까지 exploratory stroke를 한다.

13. Exploring 하는 동안에 술자는 치은열구 또는 치주낭 안에서 깨끗하고 평활한 치근면, 치은연하 치석, 치근 우식증 또는 수복물의 overhang에 의한 불규칙한 치면을 explorer의 shank에 가볍게 위치한 중지로 전해지는 촉각에 의해 구별할 수 있어야 한다.
exploring시 촉각에 의해 치근 우식증 또는 amalgam overhang으로 의심되는 부위는 bite-wing film을 촬영하여 검사한 결과와 함께 기록한다.

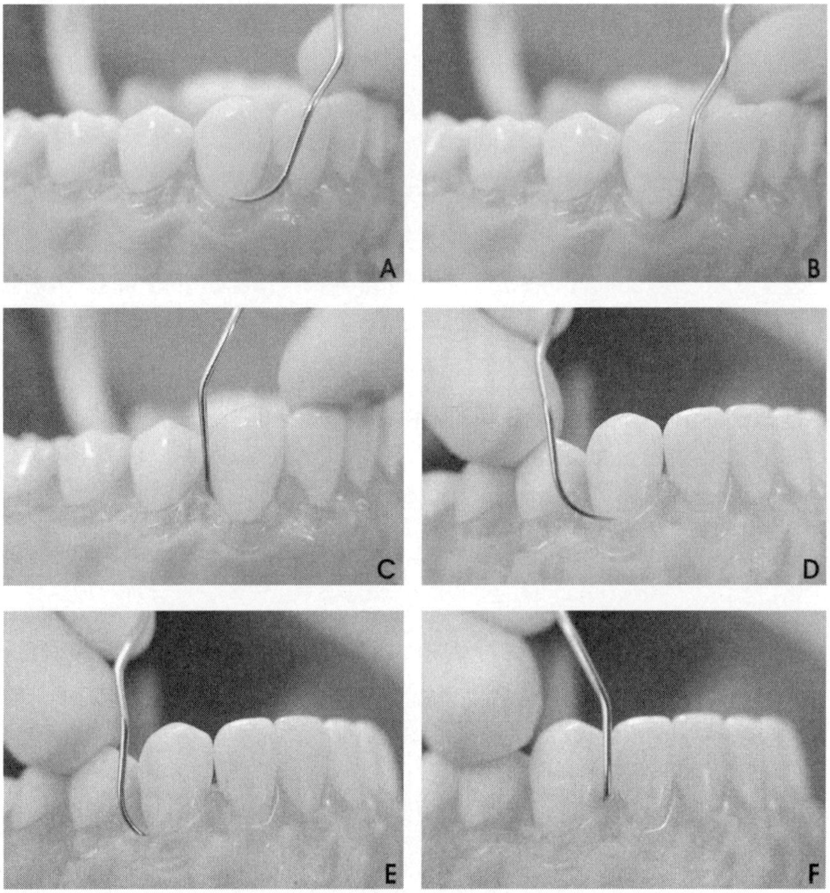

그림 6-11 전치부 exploring 과정

연습 #11/12 Explorer를 사용한 구치부 Exploring 과정

1. 기구를 조작하고자 하는 부위에 적절한 환자구강의 높이가 되도록 dental chair의 위치, 환자의 머리와 턱의 위치를 조절한다.

2. 시술 부위에 적절한 술자의 위치, stool의 높이를 조절한다.

3. 효율적인 기구조작을 위해 dental light와 Instrument bracket의 위치를 조절한다.

4. 왼손으로 치경의 다양한 기능을 실행 시킨다.

5. 오른손으로 가볍게 #11/12 explorer를 modified pen grasp하고 기구조작 할 인접부 위의 치면 위에 구강내 손고정을 한다.

6. 기구 working end의 Point가 소구치의 협측(설측)사이의 인접면을 향하도록 하였을 때 terminal shank가 장축과 평행하는지 확인한다.
   ※ 반드시 기구의 handle이 상악 전치부에서는 하악쪽으로 향하도록 하고, 반대로 하악 전치부에서는 상악쪽으로 향하도록 하고 정확한 부위에 구강내 손가락 고정을 해야 한다.

7. 먼저 explorer의 point가 순면 또는 원심협측능각에서 진행방향(근심인접면)을 향하도록 하고 explorer tip(1-2mm)의 측면이 유리치은연(gingival margin) 바로 위 치면에 적합되도록 위치시킨다.

8. Explorer tip(1-2mm)의 측면을 치면에 부착시킨 상태로 tip의 back부위가 접합상피에 도달하도록 수직방향으로 천천히 삽입한다.
   ※ 절대로 경도이상의 측방압을 주어서는 않됨 !!!

9. Explorer tip의 back부위에 접합상피가 접촉하는 것을 느끼면 explorer의 tip을 유리치은연 바로 아래 위치까지 수직방향으로 당기는 동작(pull stroke)을 한다.

10. 유리 치은연 바로 하방에서부터 치주낭(치은열구)의 기저부인 접합상피까지 explorer tip의 측면을 치면에 부착시킨 상태에서 가볍게 exploratory stroke(pull과 push stroke)을 중첩시키면서 반복적으로 근심능각부위 까지 계속한다.

11. Explorer tip이 근심협측능각부위에 도착하면 손가락들(엄지, 검지 및 중지) 사이에 위치 한 explorer handle을 엄지로 천천히 돌리면서(엄지로 handle부위를 당긴다) 근심 접촉면의 col부위(근심면 부위의 50%이상)까지 exploratory stroke를 한다.
    (1~2mm tip측면이 항상 치면에 접촉되어야 함)

12. 원심협측능각에서 근심면의 col부위까지의 탐지동작이 끝나면 다시 원심협측능각부위에서 explorer working end의 point을 원심면 쪽을 향하게 한 후 근심측과 동일하게 원심면 col부위까지 exploratory stroke를 한다. 원심면의 col부위는 원심능각에서 가까우므로 근

심방향과는 달리 바로 explorer handle을 엄지로 밀어서 돌리면서 원심면의 col부위까지 exploratory stroke를 해야 한다.)

13. Exploring하는 동안에 술자는 치은열구 또는 치주낭 안에서 깨끗하고 평활한 치근면, 치은연하 치석, 치근 우식증 또는 수복물의 overhang에 의한 불규칙한 치면을 explorer의 shank에 가볍게 위치한 중지로 전해지는 촉각에 의해 구별할 수 있어야 한다.

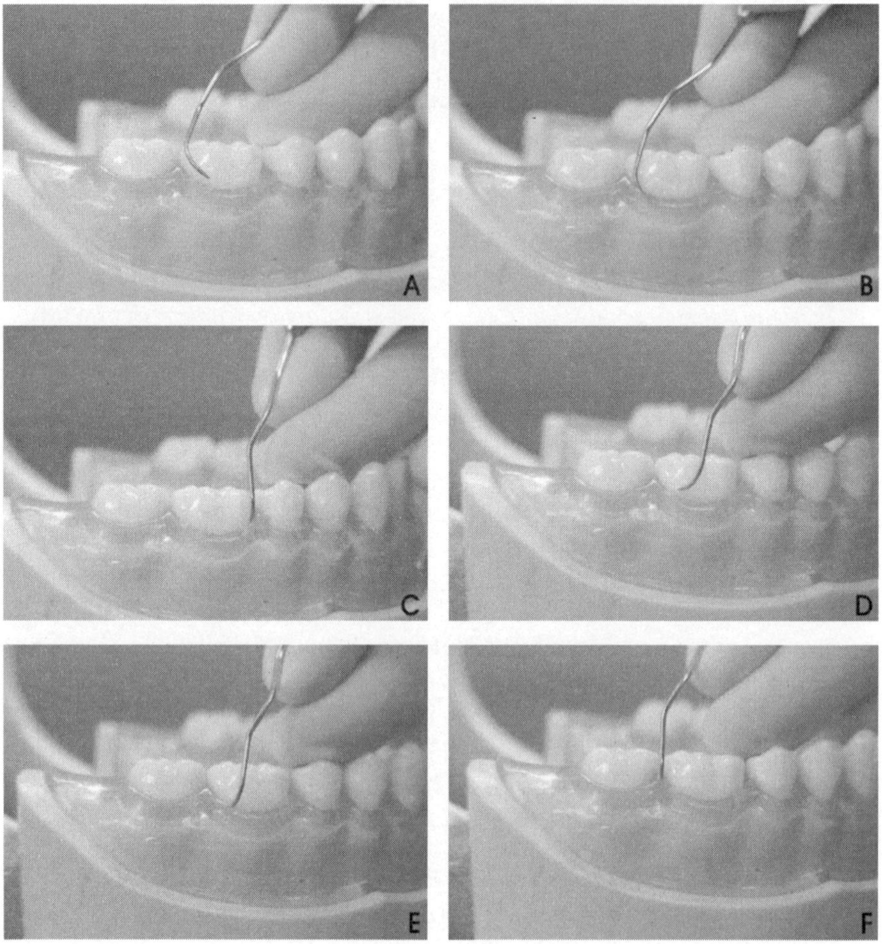

그림 6-12 구치부 Exploring 과정

[Exploring 평가서 예시]

Exploring 평가서		
____________학년　　학번:	이름:　　평가자:　　평가일:	
NO	평가항목	상세항목
1	환자관리 (Patient management)	□ 환자관리(Bracket tray, Light, Stool......) □ 지시사항을 구두로 정중하게 □ 실습소모품 및 준비사항
2	시술부위(Area)	□ # 10Bu. Li. La. Li.　□# 20Bu. Li. La. Li. □ # 30Bu. Li. La. Li.　□# 40Bu. Li. La. Li.
3	환자 자세 (Patient position)	□ 상악 시술시 (Supine position) □ 하악 시술시 (Modified supine position)
4	환자 얼굴 및 턱의 위치 (Patient chin)	□ 상악(Chin up), 하악(Chin down) □ 시야확보를 위해 머리를 좌 · 우측으로 돌림
5	술자 위치 (Operator position)	□ 7시　□ 9시　□ 10시 30분　□ 12시
6	술자 자세 (Operator posture)	□ 술자 등은 일직선으로 고개만 약간 숙인상태 □ 상박은 몸체에서 20° 이내, 하박은 상박과 90° 정도 □ 손목은 일직선에 가깝도록
7	치과조명등 (Dental light)	□ 상악은 바닥과 45°로 조절 □ 하악은 바닥과 90°로 조절 □ 시술부위에 초점 고정
8	치경사용법 (Mouth mirror)	□ 최대 시야 확보 및 올바른 치경사용법 □ Retraction 시 치아주위조직 주의
9	기구 잡는 법(Grasp)	□ Modified pen grasp의 정확한 파지(엄지, 검지, 중지 위치) □ 가볍게 기구 파지
10	올바른 작업부 (Working end)	□ 올바른 날 선택(전치: □ 가면 □ 면면 구치: □ 근심 □ 원심
11	손고정(Fulcrum)	□ 시술할 치아 또는 인접치아 1~2개 이내 손고정(예외규정)
12	시작부위 (전치&구치)	□ 전치부(□ 가면 □ 면면) □ 구치부(□ 근심 □ 원심)
13	기구 적합(Adaption)	□ Tip측면 1~2mm가 유리치은연 위에 가볍게 적합 □ 하방연결부가 치아장축에 평행하게 위치(back이 접합상피를 향함)
14	기구 삽입(Insertion)	□ 접합상피까지 삽입 □ 경도이하의 힘으로 가볍게 삽입
15	기구동작(Stroke)	□ Tip측면 1~2mm가 적합된 상태 □ 경도이하의 힘으로 동작 □ 수직&사선동작(순 · 협 설면) □ Exploratory stroke □ Overlapping stroke □ 능각접근법(기구 손잡이를 돌리면서 접근) □ 근심 □ 원심 □ 인접면 Col 부위에서 수직 동작(□ 근심 □ 원심)
16	숙련도(Technique)	□ VG　□ G　□ M　□ P　□ VP

◉ 평가 항목:

<table>
<tr><th>구분</th><th>항목</th><th>번호</th><th>평가내용</th><th>가까운 면</th><th>먼 면</th></tr>
<tr><td rowspan="2">공통</td><td>부위 선택</td><td>1</td><td>올바른 부위를 선택하는가?
* 잘못된 부위에서 동작하다가 3회 이내에 본인 정정 1점, 채점자 수정 시 0점</td><td>1</td><td>0</td></tr>
<tr><td>술자 위치</td><td>2</td><td>올바른 위치를 선택하는가?</td><td colspan="2">2 | 1 | 0</td></tr>
<tr><td rowspan="10"></td><td>기구 잡기</td><td>3</td><td>변형연필 잡기법(Modified pen grasp)으로 기구를 잡는가?</td><td colspan="2">2 | 1 | 0</td></tr>
<tr><td>손고정</td><td>4</td><td>해당치아 또는 인접 1~2개 치아에 손 고정을 하는가?</td><td colspan="2">2 | 1 | 0</td></tr>
<tr><td rowspan="8">기구 동작</td><td>5</td><td>해당 기구 작동부를 선택하는가?
* 잘못된 기구로 동작하다가 3회 이내에 본인 정정 1점</td><td>2 | 1 | 0</td><td>2 | 1 | 0</td></tr>
<tr><td>6*</td><td>전치 중앙에서 시작해서 가까운 면(먼 면) 방향으로 동작하는가?</td><td>1 | 0</td><td>1 | 0</td></tr>
<tr><td>7</td><td>탐침 tip의 측면 1~2mm가 치면에 적합되었는가? (시작부위 적합)</td><td>2 | 1 | 0</td><td>2 | 1 | 0</td></tr>
<tr><td>8</td><td>탐침이 경도 이하의 측방압과 0°~5°로 치은열구 안으로 삽입되었는가? (배면이 부착상피를 향하고 tip 하방연결부가 치아장축에 평행한 경우)</td><td>3 | 1 | 0</td><td>3 | 1 | 0</td></tr>
<tr><td>9</td><td>탐침 tip의 측면 1~2mm가 치면에 적합한 상태를 유지하며, 수직방향으로 중첩된 동작을 하는가?</td><td>3 | 2 | 1 | 0</td><td>3 | 2 | 1 | 0</td></tr>
<tr><td>10</td><td>경도이하의 측방압을 주며, stroke을 1~2mm로 짧게 동작하는가?</td><td>3 | 1 | 0</td><td>3 | 1 | 0</td></tr>
<tr><td>11</td><td>능각에서 손가락으로 기구의 핸들을 돌리면서 진행하는가?</td><td>2 | 0</td><td>2 | 0</td></tr>
<tr><td>12</td><td>치면의 인접면 col 부위에서 기구의 하방연결부가 치아장축에 평행하게 하여 수직방향으로 반복동작 하는가? (3회 이상 반복)</td><td>4 | 3 | 2 | 1 | 0</td><td>4 | 3 | 2 | 1 | 0</td></tr>
</table>

CHAPTER 7

Periodontal probe

치주낭측정기(Periodontal probe)는 치주검사에 사용되는 기본적인 기구로서 치주낭의 깊이와 형태, 접합상피의 상태 및 수준 그리고 부착치은의 폭과 치은출혈 등을 검사하는 데 사용한다. 치주낭측정기는 직사각형, 원형, 타원형의 다양한 단면으로 이루어져 있고, 치주낭 측정시에 눈금을 읽을 수 있도록 mm 단위로 표시되어 있다.

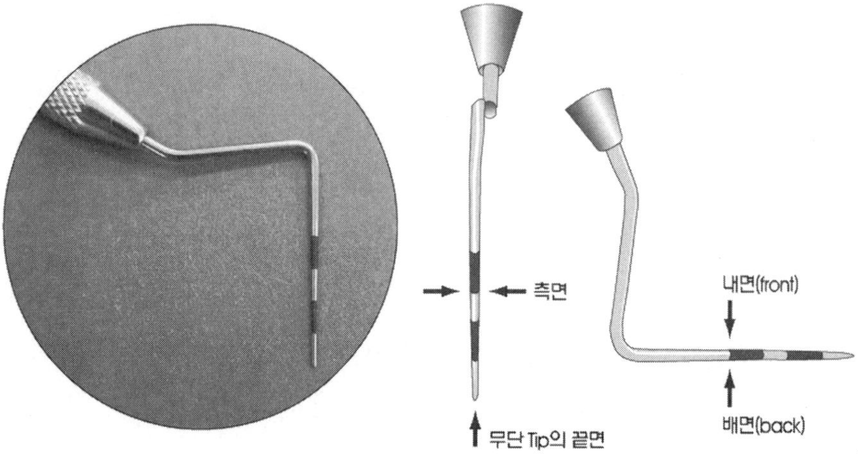

그림 7-1 Periodontal probe

1. Probe의 종류

1) Goldman-fox probe

- 1, 2, 3, 5, 7, 8, 9, 10mm에 눈금이 표시, 작동부 끝 모양은 편평

2) Michigan-O-probe

- 3, 6, 8mm에 눈금이 표시, 작동부가 얇고 가늘어 많이 사용, 작동부 끝은 둥근 형태

3) Marquis probe

- 3, 6, 9, 12mm에 눈금이 표시, 작동부의 두 부분이 다른 색으로 표시

4) Williams probe

- 1, 2, 3, 5, 7, 8, 9, 10mm에 눈금이 표시, 작동부 끝은 둥근(Round) 형태, 3과 5, 5와 7 사이에 2mm의 공간을 두고 눈금이 표시

5) WHO probe

- Probe의 끝이 0.5mm 지름의 Ball로 이루어짐, 3.5~5.5mm 부위에 착색, 끝이 ball로 되어 있어 치은열구 내에서 기구를 움직일 때 환자에게 편안함을 느끼게 하며 치은연하치석이나 overhanging margin을 찾기에 편리함

6) Nabers probe

- 기구의 Tip이 휘어져 있고 길어서 치근이개부의 검진시에 용이

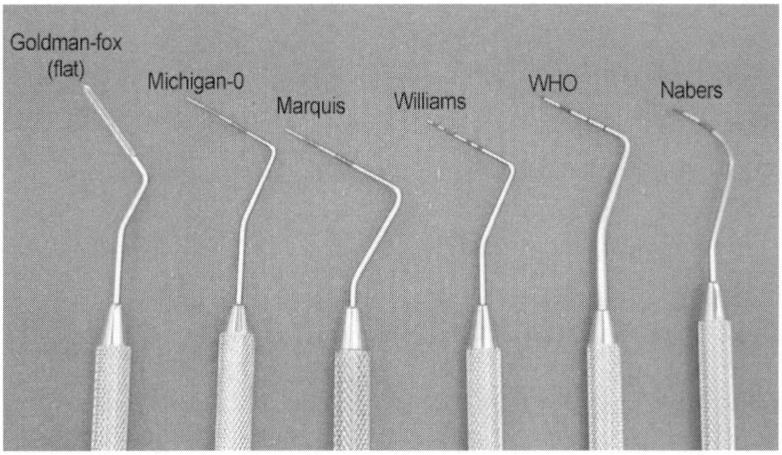

그림 7-2 Probe의 종류

2. 측정부위

1) 6부위 측정법

- 한 개의 치아 당 6부위를 측정하는 것으로 협측에서 협측원심면, 협측중심부위, 협측근심면을 설측에서는 설측원심면, 설측중심부위, 설측근심면을 측정한다.

2) 4부위 측정법

- 한 개의 치아 당 4부위를 측정하는 것으로 4점 측정법은 두 가지가 있다. 첫 번째 방법의 측정부위는 근심인접면, 협측중심부위, 원심인접면 그리고 설측중심

부위이며, 두 번째 방법의 측정부위는 근심인접면, 설측중심부위, 원심인접면 그리고 협측중심부위이다.

3) 2부위 측정법

- 한 개의 치아 당 2부위를 측정하는 것으로 협면과 설면에서 가장 깊은 부위의 점수를 기록하는 방법이다.

3. 사용원칙

① 치주낭측정기는 변형연필잡기법으로 가볍게 잡고 측정하고자 하는 인접 치아에 손고정을 한다.

② 변연치은과 치아 표면 사이에 부드러운 압력을 주면서 삽입하여 접합상피로 이동시킨다.

③ 치은열구나 치주낭의 기저부에 치주낭측정기가 접촉될 경우 부드러운 탄력성을 느낄 수 있다.

④ 기구삽입은 치아장축에 평행하게 삽입하고 측정하는 동안 치아면과 계속 접촉하게 하며, 기울이거나 치아면에서 떨어지게 하면 정확한 수치를 얻을 수 없다.

⑤ 치주낭측정기의 사용은 한 걸음씩 걷는(Walking motion) 느낌으로 치주낭 내에서 접합상피를 따라 움직인다.

⑥ 작동부를 1~2mm 폭으로 위아래로 움직이며 원심면에서 근심면까지 측정해 나간다.

⑦ 기구삽입시 치석이 있을 경우 작은 치석은 기구를 치석 위로 통과시켜 측정하고, 큰 치석의 경우에는 제거한 후에 측정한다.

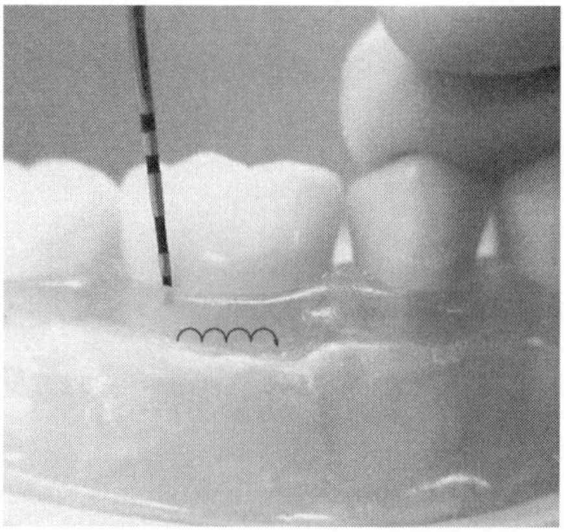

그림 7-2 Walking motion

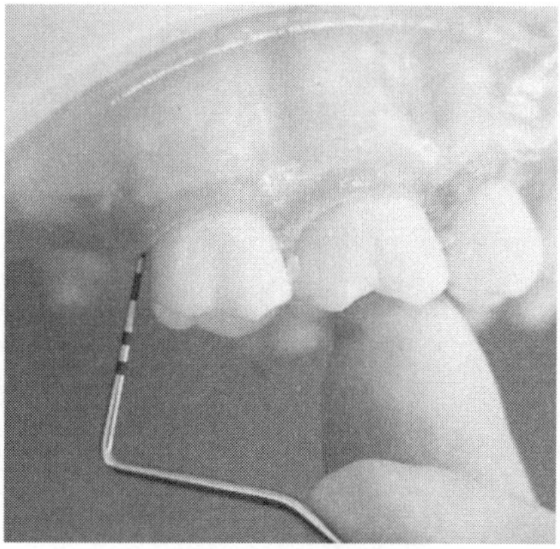

그림 7-3 Probe 삽입

4. Probe의 사용용도

1) 치주낭(Periodontal pocket)의 깊이 측정

- 치주낭이나 치은열구의 깊이를 측정할 때 사용되며 치주낭의 깊이는 치은연에서 접합상피까지 측정한다.

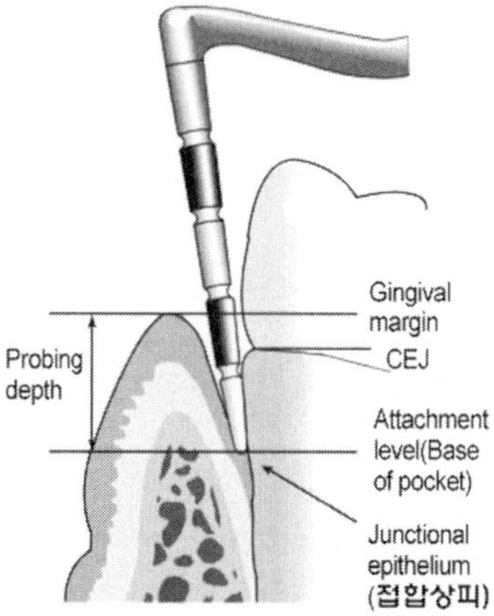

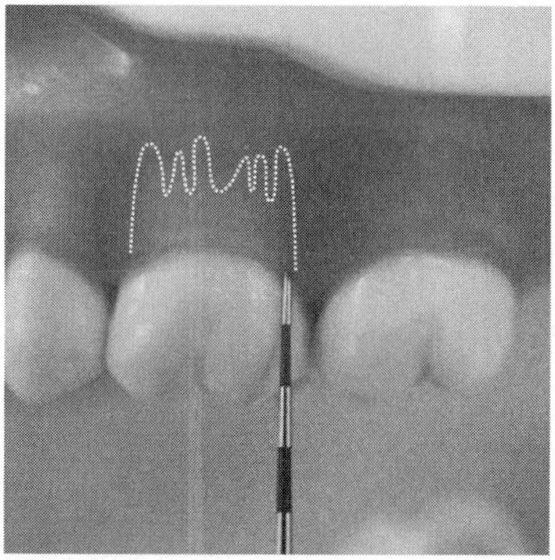

그림 7-4 치주낭 측정

2) 탐침시 치은출혈의 확인

- Probing시 치은출혈은 치은에 염증이 존재한다는 것으로 초기 치주질환 상태를 나타내는 중요한 표시이다. 치은출혈의 여부 확인은 probing을 한 후 약 30초가 지난 후에 판단한다.

3) 치은퇴축(Gingival recession)의 측정

- 백악-법랑 경계부위(CEJ)에서 치근단쪽으로 감소한 변연치은의 높이를 말하며, 백악-법랑 경계부위에서 치은연까지의 길이를 측정한다.

4) 치은증식(Gingival swelling) 측정

- 변연치은의 높이가 백악-법랑 경계부위에서 치관 쪽으로 증식한 상태로 치은연에서 백악법랑 경계부위까지의 길이를 측정한다.

5) 임상적 부착소실(Clinical attachment loss)의 측정

- 백악-법랑 경계부위(CEJ)에서 접합상피까지의 길이를 측정하는 것으로 임상적 부착소실은 치주낭의 깊이와 치은퇴축 길이를 둘 다 포함하며, swelling 깊이를 제외한 치주낭 깊이로 측정한다.

> - 치은퇴축(Gingival recession) 길이: 백악-법랑 경계부위에서 치은연까지의 길이
> - 치주낭(Periodontal pocket) 깊이: 치은연에서 접합상피까지의 길이
> - 임상적 부착소실(Clinical attachment loss): 치은퇴축 길이 + 치주낭 깊이

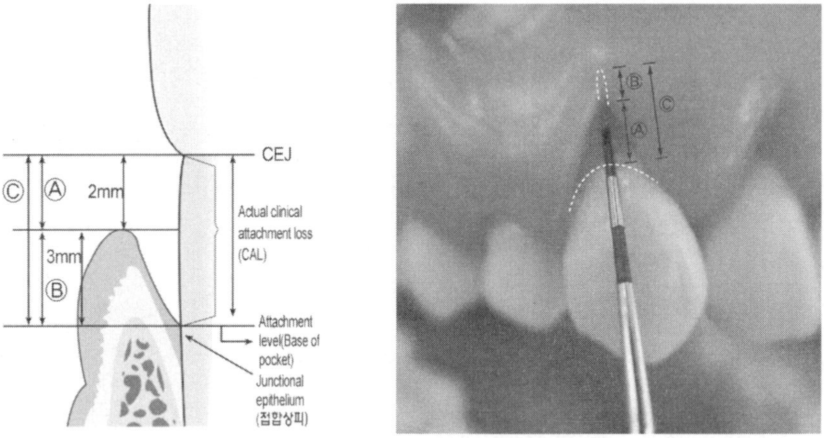

치주낭의 깊이와 임상적 부착소실: Ⓐ 치은퇴축 길이, Ⓑ 치주낭 깊이, Ⓒ 임상적 부착소실

그림 7-5 임상적 부착소실 측정

6) 부착치은의 폭 측정

- 치은연에서 치은-치조점막 경계부까지의 길이를 측정하여 치주낭 깊이를 뺀 길이를 부착 치은의 폭경이라고 한다.

5. Probe 측정과정

① 기구는 변형연필잡기법으로 가볍게 잡는다.

② 손고정은 측정할 치아 또는 인접 치아에 둔다.

③ 기구적합은 probe tip 끝면이 접합상피를 향하도록 하고, probe tip 측면을 구치부에서는 협·설면의 원심능각부위, 전치부에서는 순·설면의 중앙부위 유리치은연 바로 위 치면에 적합시킨다.

④ 기구삽입은 probe tip(1~2mm) 측면을 계속 치면에 부착시킨 상태에서 probe tip을 서서히 수직방향으로 부드럽고 약간의 탄력성을 가진 접합상피가 느껴

질 때까지 삽입한다.

⑤ 인접면 부위는 접촉점 직하방에서 측정할 수 없으므로 인접면 중앙부위에 도달할 수 있도록 probe를 약간 기울여 삽입시켜 가장 깊은 곳의 눈금을 읽는다(probe를 기울일 때 인접면 중앙부위를 넘지 않도록 주의한다).

⑥ Probe tip 끝면이 인접면 col 부위에 도달하기 위해서는 probe handle 부위를 치면에서 약간 먼 쪽으로 기울인다.

⑦ 기구동작은 probe를 삽입한 후 probe tip(1~2mm) 측면을 계속 치면에 부착시킨 상태로 치은열구 또는 치주낭 내에서 치아 표면을 따라 위아래로 1mm 또는 2mm 간격으로 움직여 가면서 walking motion으로 전 치면을 stroke한다. 이때 변연치은이 probe의 눈금 사이에 위치하면 높은 수치가 기록된다(3.5mm이면 4mm로 기록된다).

6. 측정 순서

1) 전치부

- 순·설면 중앙에서 근심순·설면능각부위를 측정하고, 근심순·설면능각에서 근심순·설면 col 부위를 측정한다.
- 순·설면 중앙에서 원심순·설면능각부위를 측정하고 원심순·설면능각부위에서 원심순·설면 col 부위를 측정한다.
- 접합상피의 깊이는 치아의 모든 부위에서 일정하지 않으므로 기구를 삽입한 다음 조금씩 옮겨가며 한 개의 치아당 6부위를 측정한다.

2) 구치부

- 원심협·설면능각에서 중앙으로 다시 근심협·설면능각까지 치주낭을 측정하고 근심협·설측 능각에서 근심협·설면 col 부위를 측정하며 원심협·설면능각에서 원심협·설면 col 부위를 측정한다.

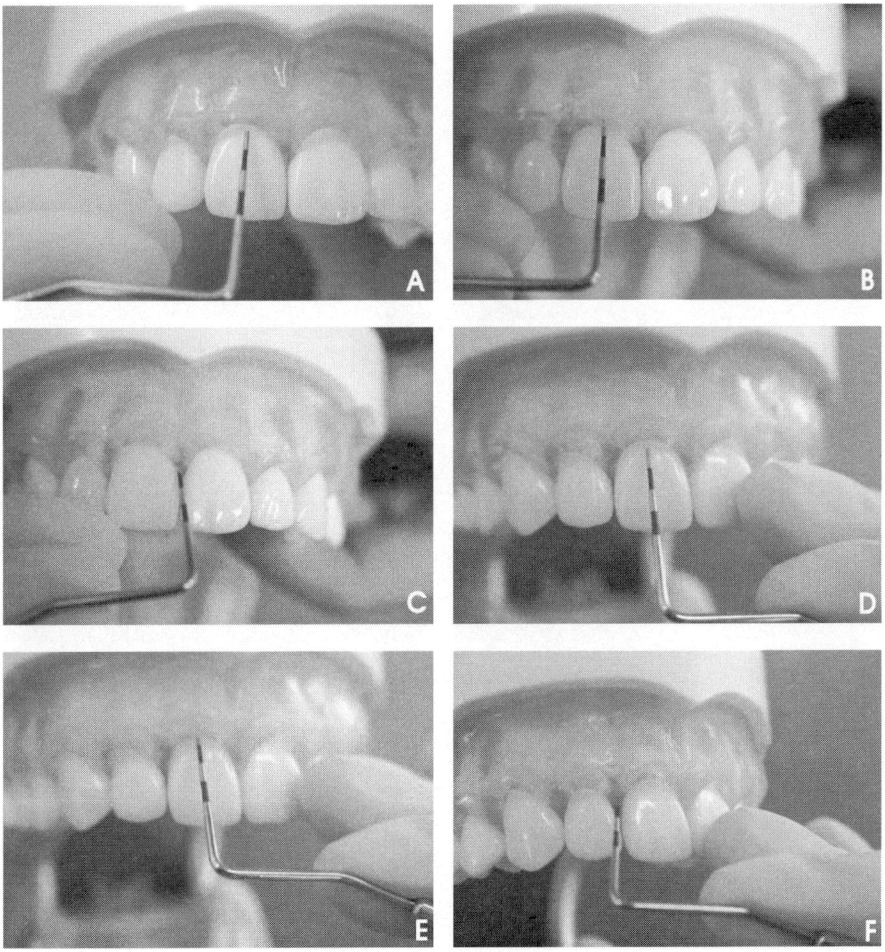

그림 7-6 전치부 치주낭 측정과정

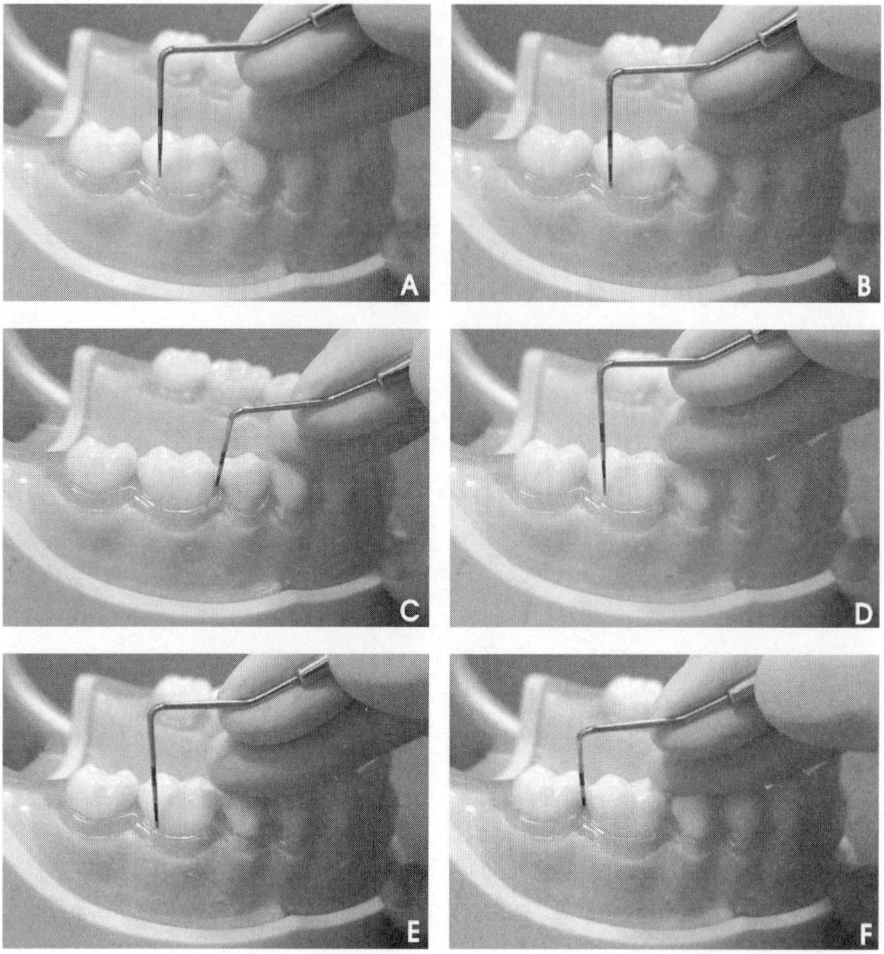

그림 7-7 구치부 치주낭 측정과정

CHAPTER 8

Sickle scaler

1. Sickle scaler 종류 및 용도

1) 전치부 sickle scaler

(1) 형태

- 내면과 측면이 만나 2개의 곧은 절단연 형성
- 삼각형의 단면
- 내면과 측면이 이루는 각도는 70~80도
- 내면은 경부와 90도, 연결부는 직선형

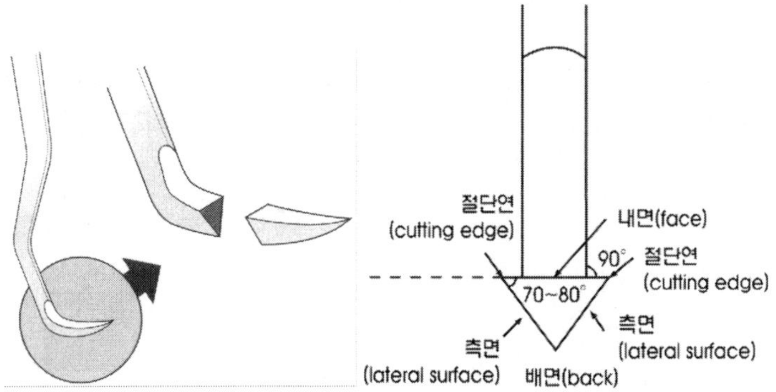

그림 8-1 Sickle scaler의 형태

(2) 사용용도

- 치은연상에 부착된 다량의 치석제거에 주로 사용

(3) 적용

- 작업각도: 45~90도 (가장 이상적인 각도: 70도)
- 기구동작: 1~2mm의 짧고 중첩된 동작, pull stroke

(4) 사용방법

① Sickle scaler를 modified pen grasp로 잡는다.

② 손잡이를 치아장축에 평행, 가장 가까운 치아 순면 또는 절단면에 손고정 한다.

③ 치경부 중앙에서 기구날의 point가 근심을 향하도록 하고 tip 1/3 부위가 치은 변연에 닿도록 하여 중앙선에서 근심 인접면까지 연장해서 치석제거한다.

④ 근심면을 향해 수직 또는 사선 방향으로 7~10회 짧은 pull storoke 한다. (Stroke 각도는 45~90도로 유지)

⑤ 인접면으로 이동할 때 기구는 90도 회전하여 사용하고 치간유두에 손상이 없도록 유의한다.

⑥ 기구 반대편 절단연의 tip 1/3을 point가 원심으로 향하도록 한 후 치경부 중앙에서 원심면도 같은 방법으로 시행한다.

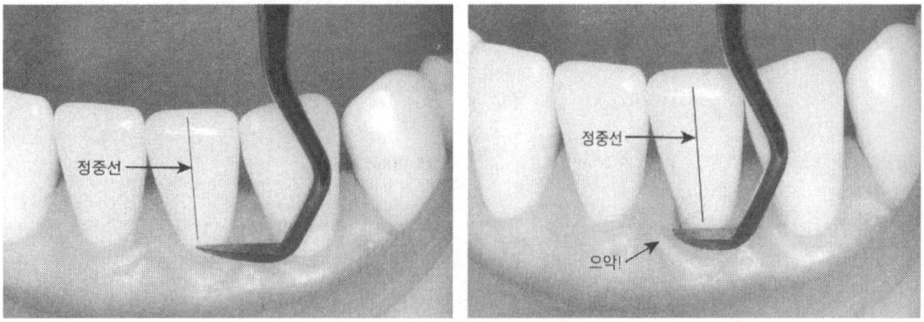

그림 8-2 Sickle scaler의 올바른 적합

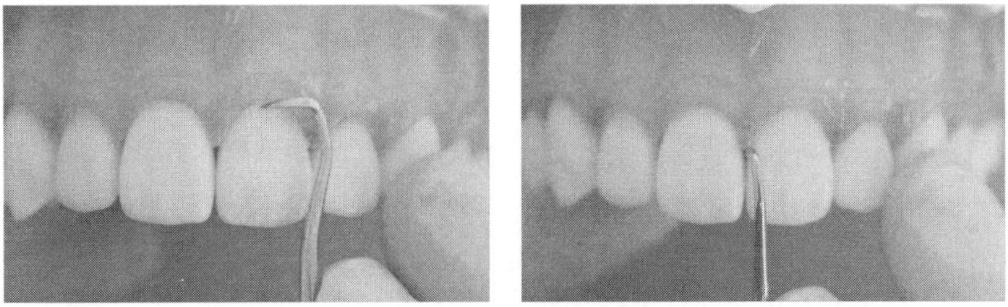

그림 8-3 전치부 치은연상 치석제거

2) 구치부 sickle scaler

(1) 형태

- 내면과 측면이 만나 2개의 곧은 절단연 형성
- 삼각형의 단면
- 내면과 측면이 이루는 각도는 70~80도
- 연결부가 굴곡형이며 쌍을 이룸

(2) 사용용도

- 치은연상의 다량의 치석제거와 유리치은 하부에 연장된 치은연하 치석제거

(3) 적용

- 작업각도: 45~90도
- 기구동작: 수직 또는 사선방향으로 짧고 겹치는 동작, pull stroke

(4) 사용방법

- Sickle scaler를 modified pen grasp로 잡는다.
- 손잡이를 치아장축에 평행. 가장 가까운 치아 교합면에 손고정 한다.
- 작동부 tip 1/3을 원심능각에서 근심을 향하도록 한다.

- 근심면을 향해 짧게 겹치면서 10~12회 pull storoke 한다.(Stroke 각도는 45~90 유지)
- 인접면시술시 치간유두에 손상이 없도록 주의한다.
- 기구 반대편 절단연의 tip 1/3을 원심으로 향하도록 한 후 겹치는 동작으로 5~7회 실시하고 인접면까지 치석제거 한다.

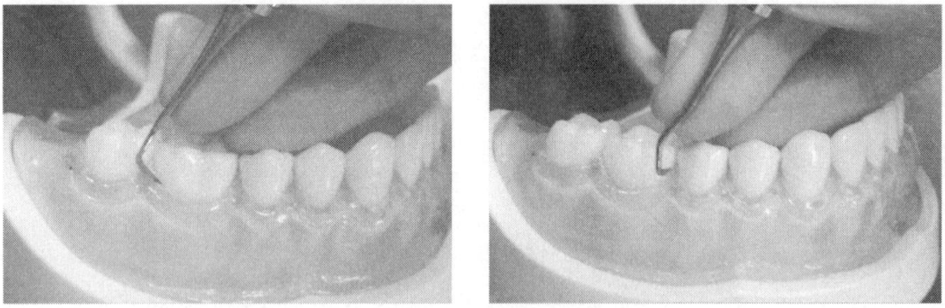

그림 8-4 구치부 치은연상 치석제거

[Sickle scaler 평가서 예시]

Sickle scaler 평가서					
____________학년 학번:		이름:		평가자:	평가일:
NO	평가항목	상세항목			
1	환자관리 (Patient management)	□ 환자관리(Bracket tray, Light, Stool......) □ 지시사항을 구두로 정중하게 □ 실습소모품 및 준비사항			
2	시술부위(Area)	□ # 10Bu. Li. La. Li. □ # 30Bu. Li. La. Li.		□ # 20Bu. Li. La. Li. □ # 40Bu. Li. La. Li.	
3	환자 자세 (Patient position)	□ 상악 시술시 (Supine position) □ 하악 시술시 (Modified supine position)			
4	환자 얼굴 및 턱의 위치	□ 상악(Chin up), 하악(Chin down) □ 시야확보를 위해 머리를 좌 · 우측으로 돌림			
5	술자 위치 (Operator position)	□ 7시	□ 9시	□ 10시 30분	□ 12시
6	술자 자세 (Operator posture)	□ 술자 등은 일직선으로 고개만 약간 숙인상태 □ 상박은 몸체에서 20° 이내, 하박은 상박과 90° 정도 □ 손목은 일직선에 가깝도록			
7	치과조명등 (Dental light)	□ 상악은 바닥과 45°로 조절 □ 하악은 바닥과 90°로 조절 □ 시술부위에 초점 고정			
8	치경사용법 (Mouth mirror)	□ 최대 시야 확보 및 올바른 치경사용법 □ Retraction 시 치아주위조직 주의			
9	기구 잡는 법 (Grasp)	□ Modified pen grasp의 정확한 파지(엄지, 검지, 중지 위치) □ 가볍게 기구 파지			
10	올바른 작업부 (Working end)	□ 올바른 날 선택(전치: □ 가면 □ 면면 구치: □ 근심 □ 원심			
11	손고정(Fulcrum)	□ 시술할 치아 또는 인접치아 1~2개 이내 손고정(예외규정)			
12	시작부위(전치&구치)	□ 전치부(치경선 중앙) □ 가면 □ 면면 □ 구치부(원심능각) □ 근심 □ 원심			
13	기구적합(Adaption)	□ Blade 하방 1/3부위가 유리치은연 위에 적합 □ 하방연결부가 치아장축에 평행하게 위치			
14	기구삽입(Insertion)	□ 유리치은연 1~2mm 정도만 치은열구에 삽입 □ 경도이하의 힘으로 가볍게 삽입			
15	기구동작(Stroke)	□ Blade 하방 1/3부위가 적합된 상태 □ 수직&사선동작(순 · 협설면) □ Short & Overlapping pull stroke □ Wrist stroke □ 중등도 이상의 측방압 □ 근심 능각 접근법(기구 손잡이를 돌리면서 접근) □ 원심 능각 접근법(기구 손잡이를 돌리면서 접근) □ 인접면 수직동작(□ 근심 □ 원심)			
16	숙련도(Technique)	□ VG □ G □ M □ P □ VP			

◉ 시험 항목: 평가자가 지정하는 부위의 치은연하 치석을 탐지하고 Sickle scaler를 사용하여 치은연상 치석을 제거하시오.

□ 부위1	상악 우측 구치부 협면	□ 부위2	상악 좌측 구치부 협면	□ 부위3	하악 좌측 구치부 협면

◉ 평가 항목:

<table>
<tr><th>구분</th><th>항목</th><th>번호</th><th>평가내용</th><th colspan="5">가까운 면</th><th colspan="5">먼 면</th></tr>
<tr><td rowspan="10">제거</td><td>기구 잡기</td><td>13</td><td>변형연필 잡기법(Modified pen grasp)으로 기구를 잡는가?</td><td colspan="3">2</td><td colspan="4">1</td><td colspan="3">0</td></tr>
<tr><td>손고정</td><td>14</td><td>해당치아의 인접치아에 손 고정(1~2개 치아)을 하는가?</td><td colspan="3">2</td><td colspan="4">1</td><td colspan="3">0</td></tr>
<tr><td rowspan="8">기구 동작</td><td>15</td><td>해당 기구 작동부를 선택하는가?
*잘못된 기구로 동작하다가 3회 이내에 본인 정정 1점</td><td colspan="2">2</td><td colspan="2">1</td><td>0</td><td colspan="2">2</td><td colspan="2">1</td><td>0</td></tr>
<tr><td>16*</td><td>원심 협측능각에서 시작해서 근심(원심) 방향으로 동작하는가?</td><td colspan="2">3</td><td colspan="2">1</td><td>0</td><td colspan="2">3</td><td colspan="2">1</td><td>0</td></tr>
<tr><td>17</td><td>기구의 tip $\frac{1}{3}$이 치면에 적합되었는가? (시작부위)</td><td colspan="2">1</td><td colspan="3">0</td><td colspan="2">1</td><td colspan="3">9</td></tr>
<tr><td>18</td><td>기구의 tip 부위가 변연치은에 유지되어 동작하는가?
(치은연 하방 1mm 허용)</td><td colspan="2">3</td><td colspan="2">1</td><td>0</td><td colspan="2">3</td><td colspan="2">1</td><td>0</td></tr>
<tr><td>19</td><td>기구의 tip $\frac{1}{3}$이 치면에 적합한 상태에서 사선 혹은 수직방향으로 중첩된 동작을 Wrist motion으로 하는가?</td><td>4</td><td>3</td><td>2</td><td>1</td><td>0</td><td>4</td><td>3</td><td>2</td><td>1</td><td>0</td></tr>
<tr><td>20</td><td>작업각도를 유지하고, 적절한 중등도의 측방압을 주며, stroke 시 3mm 정도로 짧게 동작하는가?</td><td colspan="2">3</td><td colspan="2">1</td><td>0</td><td colspan="2">3</td><td colspan="2">1</td><td>0</td></tr>
<tr><td>21</td><td>능각에서 기구 핸들을 손가락 안에서 돌리는가?</td><td colspan="2">2</td><td colspan="3">0</td><td colspan="2">2</td><td colspan="3">0</td></tr>
<tr><td>22</td><td>근심(원심) 인접면 접촉면 하방에서 기구 하방연결부가 치아 장축에 평행하게 수직방향으로 반복동작 하는가? (3회 이상)</td><td>4</td><td>3</td><td>2</td><td>1</td><td>0</td><td>4</td><td>3</td><td>2</td><td>1</td><td>0</td></tr>
<tr><td colspan="2">숙련도</td><td>23</td><td>모든 시설행위를 숙련되게 하는가?</td><td colspan="2">5</td><td colspan="2">4</td><td colspan="2">3</td><td colspan="2">2</td><td colspan="2">1</td></tr>
</table>

CHAPTER 9

Universal curette

1. Universal curette의 형태 및 용도

1) 형태

- 대부분의 universal curette은 two paired, mirror-image working end로 만들어져 있다.
- 2개의 절단연(cutting edges)이 동일선상에서 평행상태이며, blade의 끝부분은 toe(둥근형태의 Tip)을 이루고 있다.
- Working end가 toe방향으로 만곡되어 있다.
- Blade face는 terminal shank(하방 연결부 1/3)에 90도를 이루고 있다.
- Working end의 횡단면은 반원형의 형태를 하고 있다.
- Blade의 2개의 측면이 모여서 치은연하의 열구상피에 열상을 줄일 수 있는 둥근형의 back부위를 이룬다.

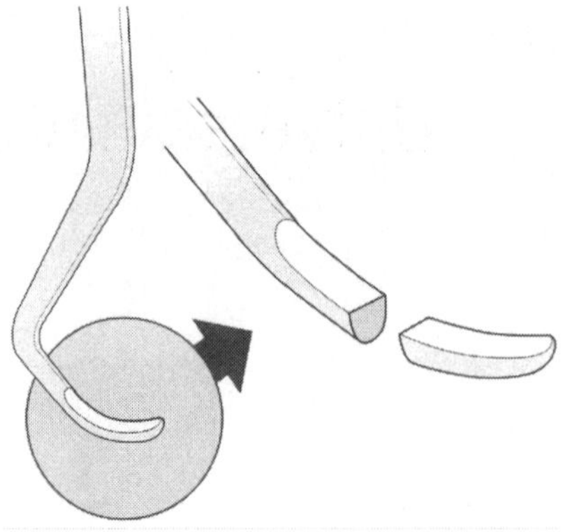

그림 9-1 Universal curette의 횡단면

2) 용도

- 경도 및 중등도의 치은연상 및 치은연하 치석을 제거 시 주로 사용한다.
- 치주질환이 심한 깊은 치주낭 부위보다 전반적으로 건강한 치은조직의 얕은 치은낭 부위에 주로 사용된다.

3) 종류

- Universal curette의 종류는 Columbia, Rule, Barnhart, Younger-Good, Indiana University, HU, Langer 등으로 다양하다.
- Columbia 13-14는 전치부에 주로 적용, Columbia 4R-4과 Columbia 2R-2L은 협설면 구치부의 치주낭 부위에 적용한다.
- Langer curette은 universal curette이지만 전구강의 치면에 적용하기 위해서는 2개 이상의 curette이 필요하다.

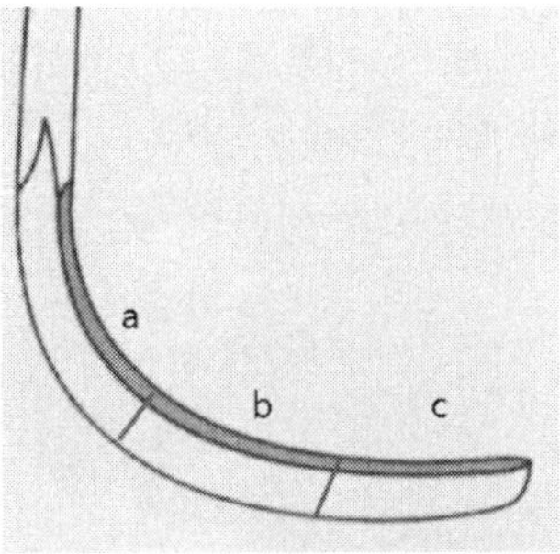

a: Shank 1/3 (상방1/3)
b: Middle 1/3 (중앙1/3)
c: Toe 1/3 (하방1/3)

그림 9-2 Universal curette blade의 명칭

4) 사용원칙

- 기구는 변형연필잡기법으로 잡고 시술하는 치아 또는 인접 치아의 절단연이나 교합면에 손 고정을 한다.
- 유리치은연 상부의 치아면에 작동부를 놓고 날의 하방 1/3(toe third)은 동작시에 항상 치아면에 적합되도록 한다.
- 날이 치아면에 0도인 상태에서 치은연하부를 향해 삽입한 후 날의 각도는 45도 이상 90도 이하가 되도록 하고 침착물의 유무를 확인하기 위해 가벼운 힘으로 동작을 한다.
- 침착물 제거는 교합면을 향해 짧은 중첩동작, 사선동작(pull and oblique stroke) 또는 수직동작(vertical stroke)으로 한다.

5) 올바른 절단연(Cutting edge)의 결정

(1) 전치부

- 작동부의 하방 1/3을 치면의 중앙부위 유리치은연 1~2mm 위에 적합시켰을때 날의 내면이 치면을 향하거나, 기구를 변형연필잡기로 잡고 손고정 한 상태에서 toe를 전치의 인접면에 향하게 하였을 때 하방연결부(terminal shank)가 치아장축과 평행하지 않으면 올바른 절단연으로 결정한다.

(2) 구치부

- 변형연필잡기로 잡고 손고정을 한 상태에서 toe를 구치의 인접면을 향하게 하였을 때 하방연결부가 치아장축과 평행하면 올바른 절단연으로 결정한다.

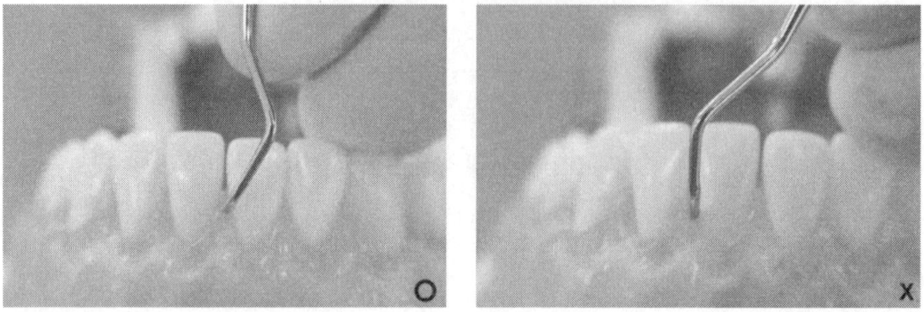

전치부

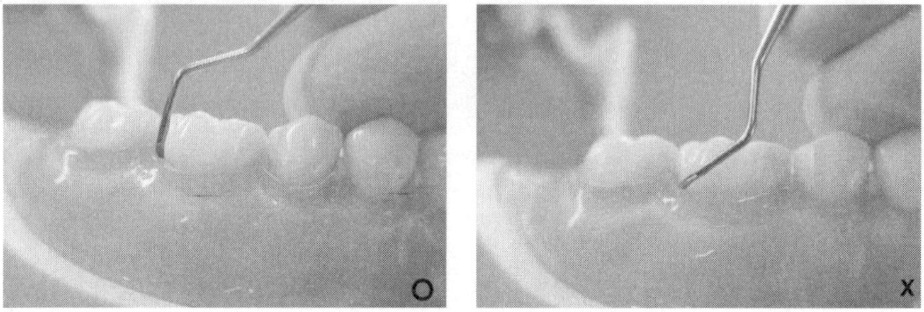

구치부

그림 9-3 Universal curette의 올바른 절단연 결정

6) Universal curette을 이용한 치은연하 치석제거

(1) 전치부

① 기구를 변형연필잡기법으로 잡는다.

② 시술 치아의 가장 가까운 치아 절단연이나 순면 또는 설면에 손고정을 한다. 날의 하방 1/3(toe third)을 치경부 중앙에서 술자와 가까운 면을 향하게 하여 유리치은연 1~2mm 위 치면에 적합시킨다.

③ 치은연하로 blade를 삽입하기 위해 날의 내면이 치면에 0도로 적합될 수 있도

록 손잡이 또는 terminal shank를 치아 쪽으로 기울여 삽입한다.

④ Blade를 수직방향으로 가볍게 접합상피까지 삽입한 후, 손잡이를 세워 작업각도가 60~70도가 되도록 유지하면서 인접면(col)까지 수직방향으로 기구를 짧게 잡아당기면서 치석제거를 실시한다.

⑤ 반대편 날의 하방 1/3을 치경부 중앙에서 원심면을 향하게 하여 접합상피 까지 삽입한 후 술자와 먼 면의 치석을 제거한다.

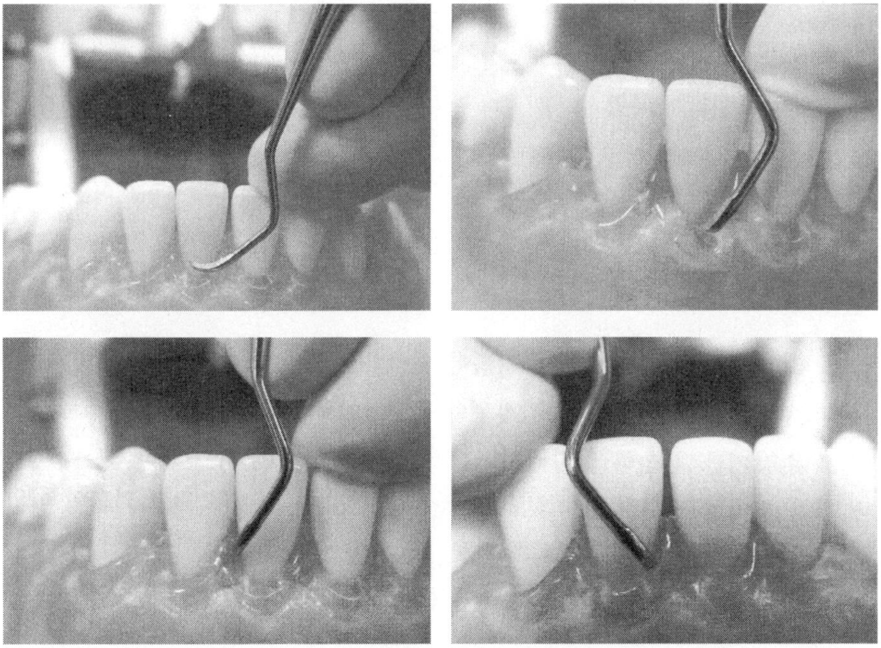

그림 9-4 Universal curette을 이용한 전치부 치은연하 치석제거

(2) **구치부**

① 손잡이 양쪽에 쌍으로 된 구치용 Curette을 변형연필잡기법으로 잡는다.

② Terminal shank가 치아장축에 평행하게 하여 시술치아의 인접 치아 교합면이나 협면 또는 설면에 손고정을 한다. 원심협측능각부위에서 blade의 toe가 근심면을 향하게 하고 하방 1/3을 원심협측능각 부위의 유리치은연 1~2mm 위 치면에 적합시킨다.

③ 치면의 원심협측능각에서 날의 내면이 치면에 0도로 적합될 수 있도록 handle 또는 terminal shank를 치아 쪽으로 기울여 삽입한다.

④ 근심면을 향하여 사선방향으로 기구동작을 하고 근심설측능각부위에서 엄지로 손잡이를 천천히 돌리면서 인접면(col)까지 치아장축방향으로 기구를 짧게 당기는 동작을 하면서 치석제거를 한다.

⑤ 반대편 날의 하방 1/3을 원심협측능각에서 toe가 원심면을 향하게 하여 유리치은연 1~2mm 위 치면에 적합시킨다.

⑥ 원심협측능각 부위에서 원심면을 향해 수직방향으로 짧게 당기는 동작을 하면서 인접면까지 치석제거를 한다.

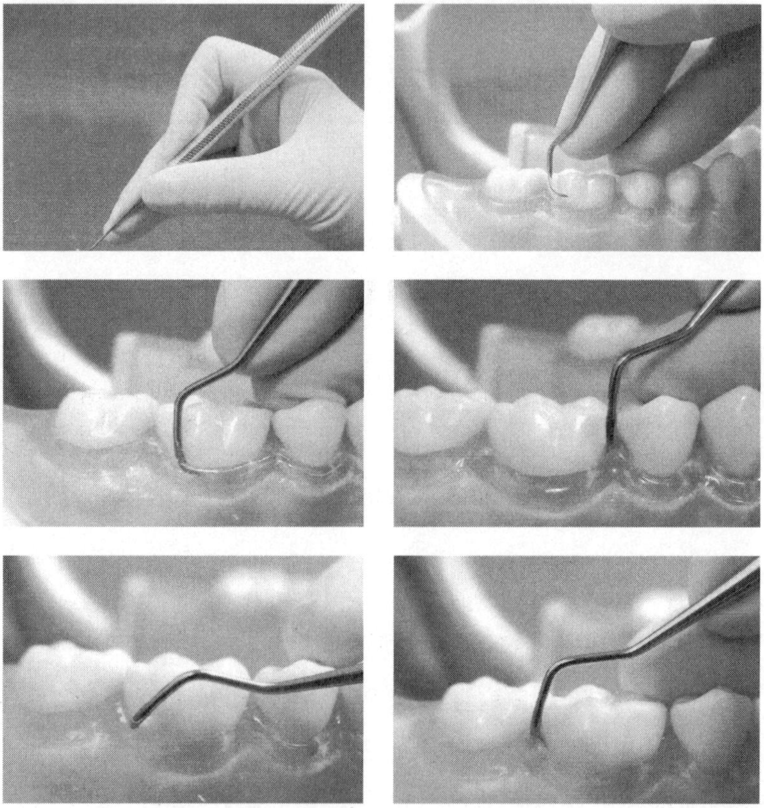

그림 9-5 Universal curette을 이용한 구치부 치은연하 치석제거

연습 Universal curette을 사용한 전치부 치석제거 과정

■ **Scaling 부위: 상악 전치부 순면 (술자 가까운면)**

1. 술자의 자세 및 술자 stool의 높이를 기구조작 부위에 맞게 조절한다.
2. 하악 좌측 구치부 설면부위의 기구조작을 위해 dental chair position, 환자 구강의 높이, 환자의 머리와 턱을 조절한다.
3. Dental light와 bracket tray를 조절한다.
4. 상악 전치부 순면에서 술자를 향하는 치면의 기구조작을 위해 적절한 치경의 기능을 적용시킨다.
5. Universal curette을 modified pen grasp하고 시술할 인접치면에 구강내 손고정을 하고 curette blade의 toe부위가 상악 좌우 중절치 사이의 순측 인접면을 향하게 한 후 올바른 cutting edge를 결정한다.
6. 상악 전치부 순면에서 술자를 향한 치면에 universal curette 사용을 위해 구강내 손고정을 한다.
7. Universal curette blade의 toe부위가 술자를 향하는 치면 방향으로 위치시키고 blade의 Cutting edge 하방1/3 부위가 순면 중앙 유리치은연 위 치면에 접촉시킨다.
8. 치은연하로 Blade를 삽입하기 위해서 날의 내면을 가능하면 치면에 0도로 적합될 수 있도록 handle을 치아면 쪽으로 약간 기울인다.
9. 수직방향으로 가볍게 blade를 치은연하로 삽입한다. (접합상피 까지 삽입하기 전에 치석과 부딪히면 조심스럽게 치석위로 curette을 지나서 접합상피까지 삽입해야 한다.)
10. 접합상피가 느껴지면 적합 각도인 0도에서 handle (or Terminal shank)을 치면에서 먼 쪽으로 약간만 기울여서 scaling각도인 45-90도가 되도록 한다.
11. 중등도 측방압을 적용하여 순면 중앙 부위에서 근심(원심)능각까지 손목-아래팔 상하동작 (up & down wrist-forearm motion)으로 짧고 중복된 동작인 scaling stroke을 일률적으로 한다. scaling stroke을 할 때는 curette blade의 하방 1/3 cutting edge에 측방압을 중점적으로 적용시킨다.
12. 근심(원심)능각부위에서 연조직의 열상을 방지하기 위해서 handle을 손가락 사이에서 천천히 돌리면서 수직방향으로 stroke을 한다. (단지 Cutting edge의 하방 1/3만이 치면과 접촉한 상태로 유지되어야 한다.)

13. 근심(원심)능각을 지나 cutting edge가 근심면(원심면)에 위치하면 손목-아래팔 상하 동작으로 Stroke를 한다.

※ 가능한한 치면의 치석이 거의 제거되기 전에는 각 stroke마다 blade가 유리치은연 밖으로 완전히 빼지 말고, 치은열구 및 치주낭 내에서 stroke를 할 것. (특히 인접면의 치주낭 내에서 stroke을 할때)

14. Universal curette으로 술자를 향한 치면의 치석제거가 끝나면 #3CH Explorer(또는 #11/12- Explorer)로 치은연하 치면에서 잔존치석을 평가한다.

연습 Universal curette을 사용한 구치부 치석제거 과정

※ Scaling 부위: 하악좌측구치부 협측

1. 술자의 자세 및 술자 stool의 높이를 기구조작 부위에 맞게 조절한다.
2. 하악 좌측 구치부 협면부위의 기구조작을 위해 dental chair position, 환자 구강의 높이, 환자의 머리와 턱을 조절한다.
3. Dental light와 bracket tray를 조절한다.
4. 하악 좌측 구치부 협면부위의 기구조작을 위해 적절한 치경의 기능을 적용시킨다.
5. Universal curette을 modified pen grasp하고 시술할 인접 치면에 구강내 손고정하고 Curette blade의 toe부위가 하악좌측 제1대구치와 제2소구치 사이의 협측 인접면을 향하게 한 후 terminal shank가 치아 장축과 평행하는 쪽을 올바른 cutting edge로 결정한다.
6. 하악 좌측 구치부 협면에 universal curette의 사용을 위해 구강내 손고정을 한다.
7. Universal curette blade의 Toe부위가 근심면 방향으로 위치시키고 blade의 cutting edge 하방1/3 부위가 원심협측능각 부위의 유리치은연 상방에서 치면에 접촉시킨다.(blade toe부위가 접합상피를 향하도록 하지 말 것)
8. 치은연하로 blade를 삽입하기 위해서 blade의 내면이 가능하면 치면에 0도로 적합 될 수 있도록 handle을 치아면 쪽으로 약간 기울인다.
9. 수직 또는 사선방향으로 가볍게 blade를 치은연하로 삽입한다.
10. 접합상피가 느껴지면 적합 각도인 0도에서 handle을 치면에서 먼 쪽으로 약간만 기울여서 scaling각도인 45-90도가 되도록 한다.
11. 중등도 측방압을 적용하여 원심협측능각에서 근심능각까지 손목-아래팔 좌우 동작으로 짧고 중복된 동작인 scaling stroke을 일률적으로 한다. scaling stroke을 할 때는 blade의 하방 1/3에 측방압을 중점적으로 적용시킨다.
12. 근심능각부위에서 연조직의 열상을 방지하기 위해서 handle을 손가락 사이에서 천천히 돌리면서 수직방향으로 stroke을 한다. (단지 Cutting edge의 하방 1/3만이 치면과 접촉한 상태로 유지되어야 한다.)

13. 근심능각을 지나 cutting edge가 근심면에 위치하면 손목-아래팔 상하 동작으로 stroke를 한다.

※ 가능한 한 치면의 치석이 거의 제거되기 전에는 각 stroke마다 blade가 유리치은연 밖으로 완전히 빼지 말고 치은열구 및 치주낭 내에서 stroke를 할 것. (특히 인접면의 치주낭 내에서 stroke을 할 때)

14. Universal curette의 한쪽 cutting edge로 협측근심면의 치석제거가 끝나면 #3CH Explorer(또는 #11/12 Explorer) 로 그 부위의 치은연하 치면의 치석의 제거 상태를 검사한다.

15. 근심협측면의 치석제거가 끝나면 동일한 universal curette의 반대쪽 cutting edge를 사용하여 원심협측능각부위에서 협측원심면까지 동일한 과정으로 치석을 제거하고, 3CH or #11/12 Explorer로 치면상태를 평가하여 완전하게 치석이 제거되었으면 다음 치아에 기구조작을 동일한 방법으로 계속한다.

[Universal curette 평가서 예시]

◉ 시험 항목: 평가자가 지정하는 부위의 치은연하 치석을 탐지하고 Universal curette을 사용하여 치은연상 치석을 제거하시오.

□ 부위1	상악 우측 절치부 순면	□ 부위2	상악 좌측 절치부 순면	□ 부위3	하악 좌측 절치부 순면

◉ 평가 항목:

구분	항목	번호	평가내용	가까운 면	먼 면
제거	기구 잡기	13	변형연필 잡기법(Modified pen grasp)으로 기구를 잡는가?	2 1 0	
	손고정	14	해당치아 또는 인접 1~2개 치아에 손 고정을 하는가?	2 1 0	
	기구 동작	15	해당 기구 작동부를 선택하는가? *잘못된 기구로 동작하다가 3회 이내에 본인 정정 1점	2 1 0	2 1 0
		16*	전치 중앙에서 시작해서 가까운 면(먼 면) 방향으로 동작하는가?	1 0	1 0
		17	기구의 toe ⅓이 치면에 적합되어 경도 이하의 압력으로 삽입되었는가?	3 1 0	3 1 0
		18	기구의 toe⅓부위가 치은열구 안으로 0도로 삽입되어 60~70°로 조절하는가?	3 1 0	3 1 0
		19	기구의 tip ⅓이 치면에 적합한 상태에서 수직방향으로 중첩된 동작을 Wrist motion으로 하는가?	4 3 2 1 0	4 3 2 1 0
		20	작업각도를 유지하고, 적절한 중등도의 측방압을 주며, stroke 시 3mm정도로 짧게 동작하는가?	3 1 0	3 1 0
		21	능각에서 기구 핸들을 손가락 안에서 돌리는가?	2 0	2 0
		22	근심(원심) 인접면 접촉면 하방에서 기구 하방연결부가 치아 장축에 교차되도록 수직방향으로 반복동작 하는가? (3회 이상)	4 3 2 1 0	4 3 2 1 0
숙련도		23	모든 시설행위를 숙련되게 하는가?	5 4 3 2 1	

CHAPTER 10

Gracey curette

Gracey curette은 일반 Curette의 단점을 보완하기 위해 만들어졌으며, 각 Curette은 특정 부위에 맞게 사용할 수 있도록 세트로 되어 있고, 치은연하 치석제거와 치근활택에 적합하도록 고안되었다.

1. Gracey curette의 형태 및 용도

1) 형태

- 각 치아부위로 특수하게 고안된 것으로 1~18번까지 9개가 한 세트이다.
- 날의 내면과 terminal shank가 60~70도로 기울어져(off set) 있고, 한쪽의 절단연만 사용할 수 있다.
- 날(blade)은 날끝과 측면의 두 면(위쪽과 옆쪽)으로 기울어져 있는데, 기울어진 쪽의 절단연을 사용하도록 한다.
- Working end의 횡단면은 반원형의 형태를 하고 있다.
- 2개의 절단연이 만나는 날의 끝부분은 toe를 이루고 있다.

- Blade의 2개의 측면이 모여서 치은연하의 열구상피에 열상을 줄일 수 있는 둥근 형의 back부위를 이룬다.

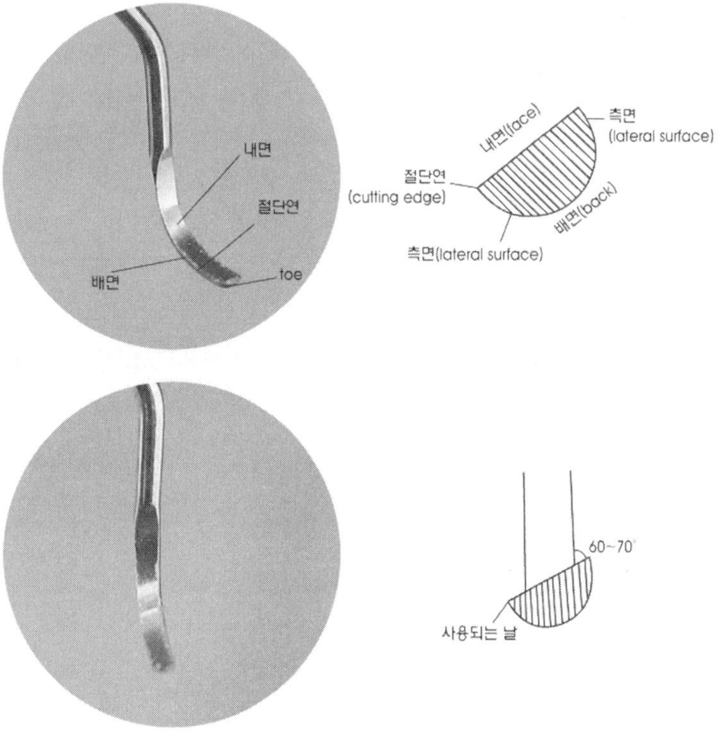

그림 10-1 Gracey curette의 형태

2) 용도

- 치주염 환자의 중등도 및 깊은 치주낭에 존재하는 치은연하 치석 제거 및 병적인 백악질을 제거할 때 사용한다.
- Universal curette보다 긴 shank로 이루어져 있으므로 깊은 치주낭부위에 접근이 용이하다.

3) 종류

- Gracey 1/2: 전치
- Gracey 3/4: 전치
- Gracey 5/6: 전치와 소구치
- Gracey 7/8: 구치의 설면, 협면
- Gracey 9/10: 구치의 설면, 협면
- Gracey 11/12: 구치의 근심면
- Gracey 13/14: 구치의 원심면
- 15/16: Shank가 #13/14와 동일하게 구부러져 있어서 #11/12보다 근심면 접근이 더 용이하다.
- Gracey 17/18: Blade가 더 작고 terminal shank는 #13/14보다 약간 더 길며 shank의 구부러짐도 더 크게 이루어져 원심면의 접근성이 용이하고 특히 구강을 크게 벌리지 못하는 환자에게 접근이 쉽다.

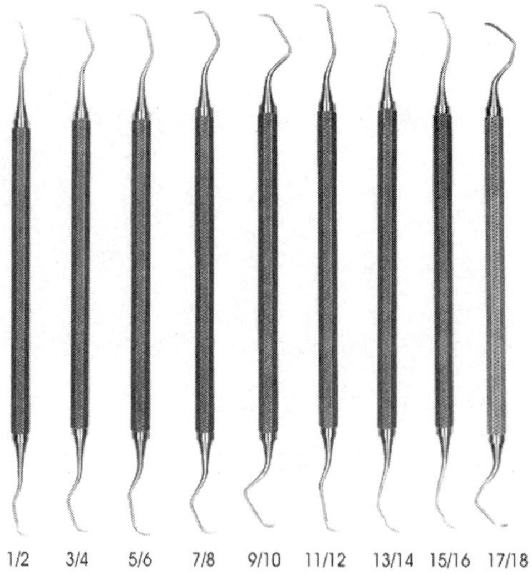

그림 10-2 Gracey curette의 종류

4) 사용원칙

- 기구는 변형연필잡기법으로 잡고 시술하는 치아 또는 인접 치아의 절단연이나 교합면에 손고정을 한다.
- 유리치은연 상부의 치면에 작업부를 놓고 날의 하방 1/3(toe third)은 치면에 적합되도록 한다.
- 날이 치아면에 0도인 상태에서 치은연하를 향해 삽입한 후 작업각도를 60~70도로 한다.
- 치석제거는 날의 하방 1/3(toe third) 측면만 사용하도록 하고, 손목과 아래팔을 함께 사용하도록 한다.

5) 올바른 절단연(Cutting edge)의 결정

(1) 구강내 결정법

- 기구를 변형연필잡기법으로 잡고 시술 치아 인접면에 손고정을 한 후 curettete blade의 toe가 인접면을 향하게 하였을 때 terminal shank가 치아장축과 평행이 되는 working end 쪽이 올바른 절단연이다.
- 또한 기구를 변형연필잡기법으로 잡고 시술 치아 인접면에 손고정을 한 후 cutting edge를 치면에 적합시켰을 때 blade의 배면과 측면이 보이면 올바른 절단연이다.

(2) 구강외 결정법

- Gracey curettete의 terminal shank가 바닥과 수직을 이루도록 위치시켰을 때 양쪽 cutting edge 중에서 바깥쪽으로 길게 만곡되어 있는 것이 올바른 절단연이다.
- 또한 양쪽 cutting edge의 높이 중에서 하방에 위치하는 것이 올바른 절단연이다.

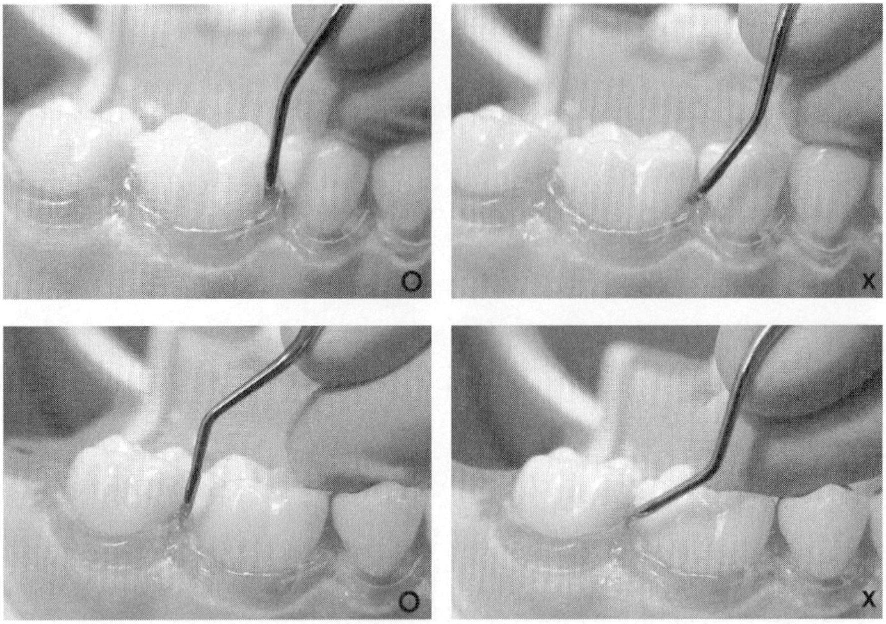

그림 10-3 Terminal shank를 기준으로 기구선택 하는법

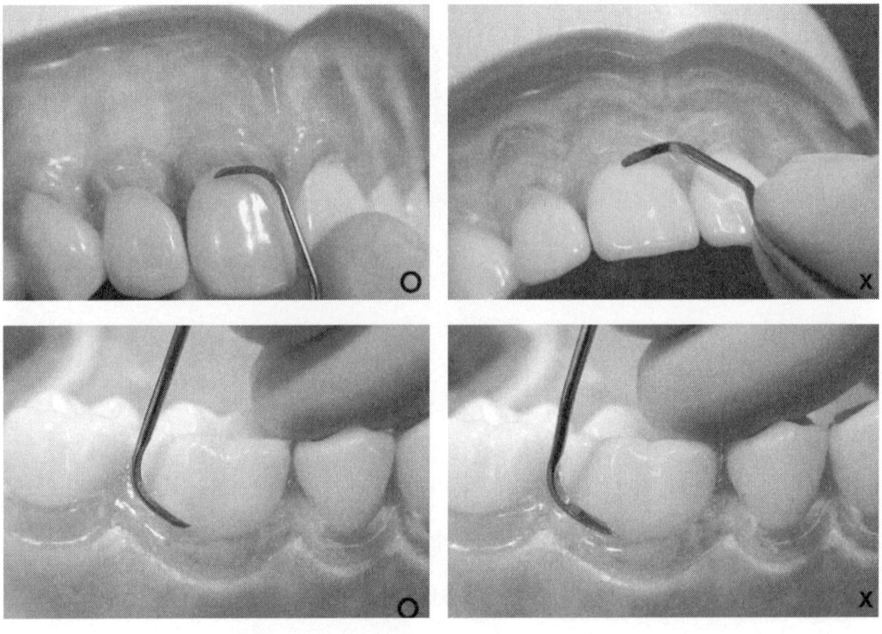

그림 10-4 Blade 내면 기준으로 기구선택 하는법

6) Gracey curette을 이용한 치은연하 치석제거

(1) 전치부

① 올바른 절단연(기울어져 있는)을 선택하고 기구는 변형연필잡기법으로 잡는다.

② 시술 치아의 인접 치아 절단연이나 순면 또는 설면에 손고정을 한다.

③ 날의 하방 1/3을 치경부 중앙에서 술자와 가까운 면을 향하게 하여 유리치은연 1~2mm 위 치면에 적합시킨다.

④ 치은연하로 blade를 삽입하기 위해 날의 내면이 치면에 0도로 적합될 수 있도록 손잡이 또는 terminal shank를 치아 쪽으로 기울여 삽입한다.

⑤ 날을 수직방향으로 가볍게 접합상피까지 삽입한 후, 작업각도가 60~70도가 되도록 유지하며 치관을 향해 치아장축(수직)방향으로 인접면(col)까지 기구동작을 한다.

⑥ 다시 바꾼 날의 하방 1/3을 술자 먼 면으로 향하게 하고 접합상피까지 삽입하여 수직방향으로 짧게 당기는 동작을 하면서 치석을 제거한다.

※ 전치부 인접면(col)에서는 작업각도를 50~60도로 조절하여 치석제거 동작을 한다.

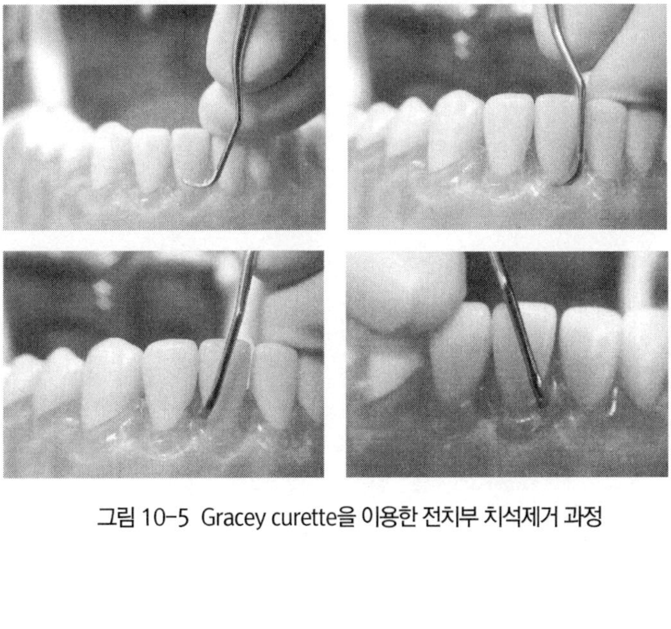

그림 10-5 Gracey curette을 이용한 전치부 치석제거 과정

(2) 구치부

① 올바른 절단연(기울어져 있는)을 선택하고 기구는 변형연필잡기법으로 잡는다.

② 시술 치아의 인접 치아 절단연이나 순면 또는 설면에 손고정을 한다.

③ #11/12 Gracey curette으로 원심협측능각 부위에서 blade의 toe가 근심면을 향하게 하고 하방 1/3을 원심협측능각부위의 유리치은연 1~2mm 위 치면에 적합시킨다.

④ 치은연하로 blade를 삽입하기 위해 날의 내면이 치면에 0도로 적합될 수 있도록 손잡이 또는 terminal shank를 치아 쪽으로 기울여 삽입한다.

⑤ 날을 수직방향으로 가볍게 접합상피까지 삽입한 후, 작업각도가 60~70도가 되도록 유지하며 근심면을 향하여 치아장축방향, 사선 또는 수평방향으로 중등도의 측방압을 주면서 기구동작을 하다가 근심협측능각부위에서 손잡이를 엄지로 천천히 돌리면서 인접면(col) 까지 치석제거를 한다.

⑥ #13/14 Gracey curette으로 기구를 바꾸고, 날의 하방 1/3 측면을 원심협측능각에서 원심면을 향해 0도로 기울여서 적합과 동시에 삽입한다.

⑦ 원심협측능각에서 원심면을 향해 치아장축방향으로 인접면까지 짧게 당기는 동작(수직동작)을 하면서 인접면(col)까지 치석제거를 한다.

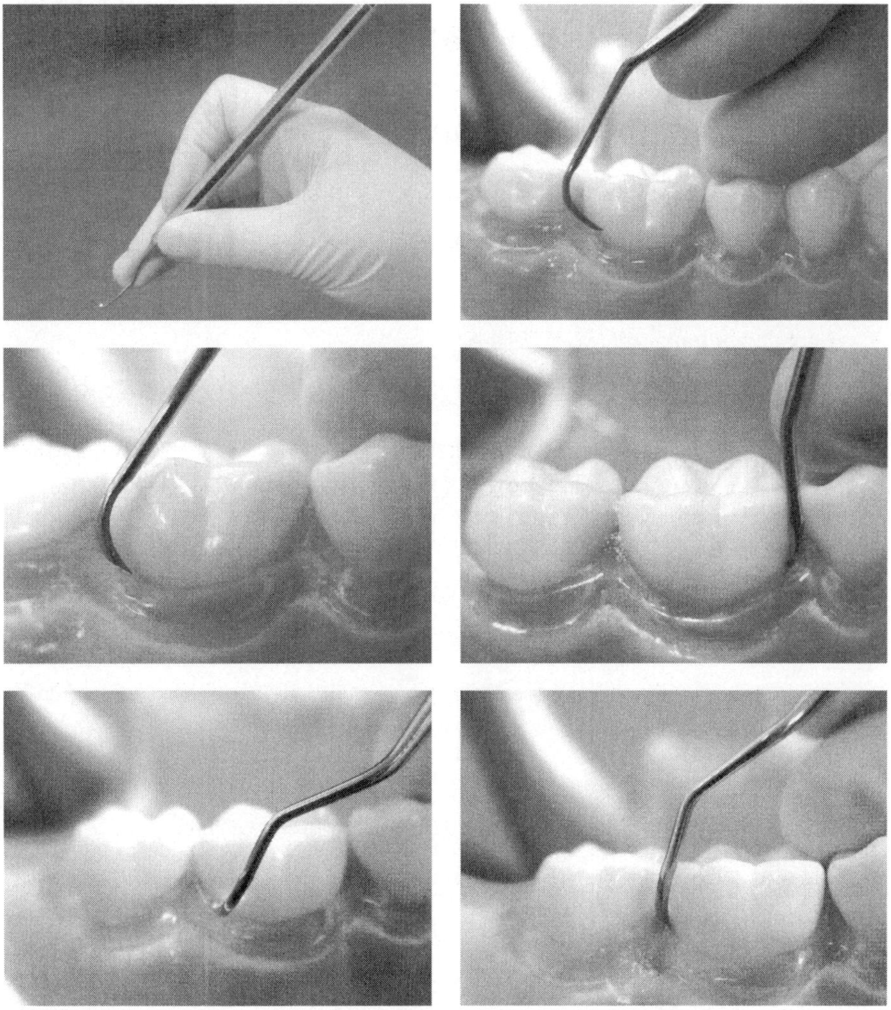

그림 10-6 Gracey curette을 이용한 구치부 치석제거 과정

연습 Gracey curette을 사용한 전치부 치석제거 과정 (#1/2)

※ Scaling 부위: 상악 전치부 순면 (술자 가까운면)

1. 술자의 position, 술자 stool의 높이를 기구조작 부위에 맞게 조절한다.
2. 술자는 환자전방에(7시 방향) 위치하고 dental chair position, 환자 구강의 높이, 환자의 머리와 턱을 조절한다.
3. Dental light와 bracket tray를 조절한다.
4. 상악 전치부 순면에서 술자를 향하는 치면의 기구조작을 위해 적절한 치경의 기능을 적용시킨다.
5. #1/2 Gracey curette을 modified pen grasp하고 시술할 인접치면에 손고정을 하고 curett의 내면이 보이지 않고 측면과 배면의 일부가 보이는 날을 올바른 cutting edge로 결정한다.
6. 상악 전치부 순면에서 술자를 향한 치면에 #1/2 Gracey curette 사용을 위해 손고정을 한다.
7. #1/2 Gracey curette의 toe부위가 술자 가까운 방향으로 위치시키고 blade의 하방1/3 부위가 순면 중앙1/3 부위의 유리치은연 위 치면에 접촉시킨다.
8. 치은연하로 삽입하기 위해서 blade의 내면을 가능하면 치면에 0도로 적합될 수 있도록 handle(또는 terminal shank)을 치아면 쪽으로 약간 기울인다.
9. 수직방향으로 가볍게 blade를 치은연하로 삽입한다. (접합상피 까지 삽입하기 전에 치석과 부딪히면 조심스럽게 치석위로 curette을 지나서 접합상피까지 삽입해야 한다.)
10. 접합상피가 느껴지면 삽입 각도인 0도에서 handle을 치면에서 먼 쪽으로 약간만 기울여서 scaling각도인 45-90도가 되도록 한다.
11. 중등도 측방압을 적용하여 순면 중앙1/3부위에서 근심(원심)능각까지 손목-아래팔 상하 동작으로 짧고 중복된 동작인 scaling stroke을 일률적으로 한다. scaling stroke을 할 때는 curette blade의 하방 1/3 cutting edge에 측방압을 중점적으로 적용시킨다.
12. 근심(원심)능각부위에서 연조직의 열상을 방지하기 위해서 handle을 손가락 사이에서 천천히 돌리면서 수직방향으로 stroke을 한다. (단지 cutting edge의 하방 1/3만이 치면과 접촉한 상태로 유지되어야 한다.)
13. 근심(원심)능각을 지나 cutting edge가 근심면(원심면)에 위치하면 손목-아래팔 상하 동작으로 stroke를 한다.
14. #1/2 Gracey curette으로 술자를 향한 치면의 치석제거가 끝나면 #11/12-explorer로 해당 부위의 치은연하의 치석 제거 상태를 평가한다.

연습 Gracey curette을 사용한 구치부 치석제거 과정 (#11/12, #13/14)

※ Scaling 부위: 하악좌측구치부 설면

1. 술자의 position, 술자 stool의 높이를 기구조작 부위에 맞게 조절한다.
2. 술자는 환자전방에(7시 방향) 위치하고 dental chair position, 환자 구강의 높이, 환자의 머리와 턱을 조절한다.
3. Dental light와 bracket tray를 조절한다.
4. 하악 좌측 구치부 설면부위의 기구조작을 위해 적절한 치경의 기능을 적용시킨다.
5. #11/12 Gracey curette을 modified pen grasp하고 시술할 인접치면에 손고정하고 blade의 toe부위가 하악좌측 제1소구치와 제2소구치 사이의 설측 인접면을 향하게 한 후 terminal shank가 치아 장축과 평행하는 쪽을 올바른 cutting edge를 결정한다.
6. 하악 좌측 구치부 설면에 치석제거를 위해 하악좌측구치부 협측에 손고정을 한다.
7. #11/12 Gracey curette blade의 toe부위가 근심면 방향으로 위치시키고 blade의 cutting edge 하방1/3 부위가 원심설측능각 부위의 유리치은연 바로 위 치면에 접합시킨다.
8. 치은연하로 blade를 삽입하기 위해서 blade의 내면이 가능하면 치면에 0도로 적합될 수 있도록 handle(또는 terminal shank)을 치아면 쪽으로 약간 기울인다.
9. 수직 또는 사선방향으로 가볍게(가벼운 측방압) blade를 치은연하로 삽입한다. (접합상피까지 삽입하기 전에치석과 부딪히면 조심스럽게 치석 위로 curette을 지나서 접합상피까지 삽입해야 함)
10. 접합상피가 느껴지면 적합 각도인 0도에서 handle (or Terminal shank)을 술자의 왼쪽(치면에서 먼쪽으로)으로 약간만 기울여서 scaling각도인 45-90도가 되도록 한다.
11. 중등도 측방압을 적용하여 원심설측능각에서 근심능각까지 손목-아래팔 좌우 동작으로 짧고 중복된 동작인 scaling stroke을 한다. Scaling stroke을 할 때는 curette blade의 하방 1/3 cutting edge에 측방압을 준다.
12. 근심능각부위에서 연조직의 열상을 방지하기 위해서 handle을 손가락 사이에서 천천히 돌리면서 수직방향으로 stroke을 한다. (단지 cutting edge의 하방 1/3만이 치면과 접촉한 상태로 유지되어야 한다.)

13. 근심능각을 지나 cutting edge가 근심면에 위치하면 손목-아래팔 상하 동작으로 수직 stroke를 한다.

※ 가능한 한 치면의 치석이 거의 제거되기 전에는 각 stroke마다 blade가 유리치은연 밖으로 완전히 빼지 말고 치은열구 및 치주낭 내에서 stroke를 할 것.

14. 근심면 치석제거가 끝나면 #13/14 Gracey curette를 사용하여 날의 하방 1/3 측면을 원심설측능각에서 원심면을 향해 0도로 기울여서 적합과 동시에 삽입한다.

15. 원심설측능각에서 원심면을 향해 치아장축방향으로 인접면까지 짧게 당기는 수직 동작을 하면서 인접면(col)까지 치석제거를 한다.

16. 치석을 제거하고 #11/12 Explorer로 치면상태를 평가하여 완전하게 치석이 제거되었으면 다음 치아에 기구조작을 동일한 방법으로 계속한다.

After-five curette

- 변형된 Gracey curette으로서 5mm 또는 그 이상 깊은 치주낭에 접근할 수 있도록 terminal shank의 길이가 Gracey curette보다 3mm 더 길다.
- 치은조직의 팽창을 감소시키면서 치은연하에 삽입할 수 있도록 blade가 더 가늘다.
- After-five curette series는 Gracey curette 번호와 일치하지만 No 9, 10이 없다.

Mini-five curette

- 5mm 또는 그 이상 깊이의 치근면과 깊은 치주낭에 접근할 수 있도록 terminal shank의 길이가 Gracey curette보다 3mm 더 길다.
- 좁은 치주낭과 분지부에 적합하도록 Gracey나 after-five에 비해 blade의 길이가 1/2 정도의 짧은 모양을 하고 있다.
- 치은조직의 팽창을 감소시키면서 치은연하에 삽입할 수 있도록 blade가 가늘다.
- After-five와 같이 No. 9, 10이 없으며 나머지는 Gracey curette 번호와 일치한다.

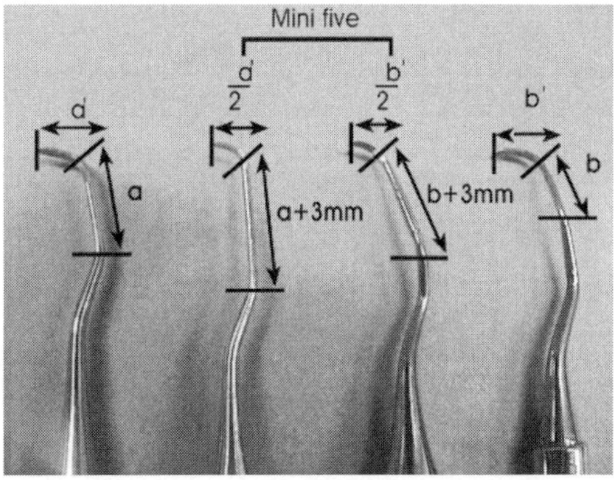

그림 10-7 Gracey curette과 Mini-five curettete 비교

[Gracey curette 평가서 예시]

Universal & Gracey curette 평가서					
___________학년 학번: 이름: 평가자: 평가일:					
NO	평가항목	상세항목			
1	시술부위(Area)	□ # 10Bu. Li. La. Li. □ # 30Bu. Li. La. Li.		□ # 20Bu. Li. La. Li. □ # 40Bu. Li. La. Li.	
2	환자 자세 (Patient position)	□ 상악 시술시 (Supine position) □ 하악 시술시 (Modified supine position)			
3	환자 얼굴 및 턱의 위치 (Patient chin)	□ 상악(Chin up), 하악(Chin down) □시야확보를 위해 머리를 좌 · 우측으로 돌림			
4	술자 위치 (Operator position)	□ 7시	□ 9시	□ 10시 30분	□ 12시
5	술자 자세 (Operator posture)	□ 술자 등은 일직선으로 고개만 약간 숙인상태 □ 상박은 몸체에서 20° 이내, 하박은 상박과 90° 정도 □ 손목은 일직선에 가깝도록(굴곡 혹은 연장)			
6	치과조명등 (Dental light)	□ 상악은 바닥과 45°로 조절 □ 하악은 바닥과 90°로 조절 □ 시술부위에 초점 고정			
7	치경사용법 (Mouth mirror)	□ 최대 시야 확보 및 올바른 치경사용법 □ Retraction 시 치아주위조직 주의			
8	기구 잡는 법 (Grasp)	□ Modified pen grasp의 정확한 파지(엄지, 검지, 중지 위치) □ 가볍게 기구 파지			
9	올바른 작업부 (Working end)	□ 올바른 날 선택(전치: □ 가면 □ 먼면 구치: □ 근심 □ 원심			
10	손고정(Fulcrum)	□ 시술할 치아 또는 인접치아 1~2개 이내 손고정(예외규정)			
11	시작부위(전치&구치)	전치부: □ 가면 □ 먼면 구치부: □ 근심 □ 원심			
12	기구 적합(Adaption)	□ Blade 하방 1/3부위가 치면에 적합 □ 하방연결부 위치(전치: □ 가면 □ 먼면 구치: □ 근심 □ 원심)			
13	기구 삽입(Insertion)	□ 0°의 각도로 열구 내 삽입 □ 경도이하의 힘으로 가볍게 삽입			
	작업각도 (Angulation)	작업각도 확립 (전치부: □ 가면 □ 먼면 구치부: □ 근심 □ 원심)			
14	기구동작(Stroke)	수직&사선동작(□ 전치 순설면 □ 구치 협설면) □ Blade 하방 1/3부위가 치면에 적합된 상태 □ Short & Overlapping pull stroke □ 중등도 이상의 측방압 □ Wrist stroke □ 근심 능각 접근법(기구 손잡이를 돌리면서 접근) □ 원심 능각 접근법(기구 손잡이를 돌리면서 접근) □ 인접면에서 bladedml 하방1/3부위가 Col부위 도달 □ 인접면 Col에서 반복 수직동작(□근심 □원심)			
15	숙련도 (Technique)	□ VG □ G □ M □ P □ VP			

◉ 시험 항목: 평가자가 지정하는 부위의 치은연하 치석을 탐지하고 Gracey curet을 사용하여 치은연하 치석을 제거하시오.

□ 부위1	상악 좌측 절치부 순면	□ 부위2	하악 좌측 절치부 순면	□ 부위3	하악 좌측 절치부 순면

◉ 평가 항목:

구분	항목	번호	평가내용	가까운 면	먼 면
제거	기구 잡기	13	변형연필 잡기법(Modified pen grasp)으로 기구를 잡는가?	2 / 1 / 0	
	손고정	14	해당치아 또는 인접 1~2개 치아에 손 고정을 하는가?	2 / 1 / 0	
	기구 동작	15	해당 기구 작동부를 선택하는가? *잘못된 기구로 동작하다가 3회 이내에 본인 정정 1점	2 / 1 / 0	2 / 1 / 0
		16*	전치 중앙에서 시작해서 가까운 면(먼 면) 방향으로 동작하는가?	1 / 0	1 / 0
		17	기구의 toe⅓이 치면에 적합되어 경도 이하의 압력으로 삽입되었는가?	3 / 1 / 0	3 / 1 / 0
		18	기구의 toe부위가 치은열구 안으로 0°로 삽입되어 60~70°로 조절하는가?	3 / 1 / 0	3 / 1 / 0
		19	기구의 tip ⅓이 치면에 적합한 상태에서 수직방향으로 중첩된 동작을 Wrist motion으로 하는가?	4 / 3 / 2 / 1 / 0	4 / 3 / 2 / 1 / 0
		20	작업각도를 유지하고, 적절한 중증도의 측방압을 주며, stroke 시 3mm 정도로 짧게 동작하는가?	3 / 1 / 0	3 / 1 / 0
		21	능각에서 기구 핸들을 손가락 안에서 돌리는가?	2 / 0	2 / 0
		22	근심(원심) 인접면 접촉면 하방에서 기구 하방연결부가 치아 장축에 평행하게(살짝 치아 쪽으로 기울어짐) 수직방향으로 반복 동작 하는가? (3회 이상)	4 / 3 / 2 / 1 / 0	4 / 3 / 2 / 1 / 0
숙련도		23	모든 시설행위를 숙련되게 하는가?	5 / 4 / 3 / 2 / 1	

CHAPTER 11

특수 스켈러

1. Hoe scaler

1) 형태

- Terminal shank와 날의 내면은 99~100도를 이루며 하나의 절단연을 지님
- 절단연 내면은 45도 경사져 있음
- 전치부: 짧은 직선형 경부, 구치부: 긴 막곡형 경부
- Pull stroke / 수직방향 동작

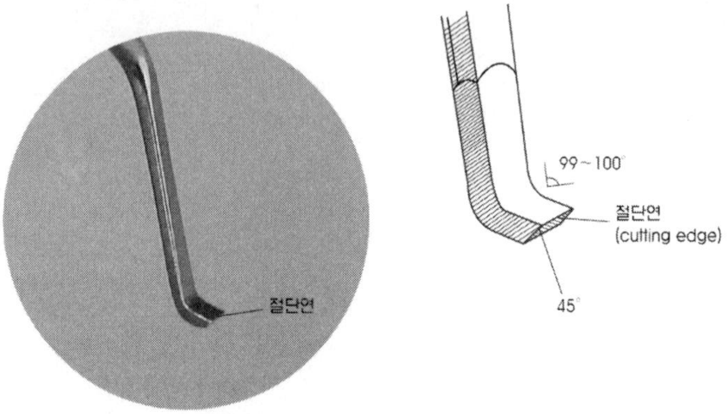

그림 11-1 Hoe scaler의 형태

2) 용도

- 치은연상에 부착된 다량의 치석제거
- 인접치아가 없는 인접면 치석제거
- 치은조직이 쉽게 분리되는 치은연하 치석제거
- Sickle scaler나 curette 으로 시술 전에 사용

3) 사용방법 (전치부)

① 직선형 연결부를 가진 기구를 modified pen grasp로 잡는다.

② 연결부가 치아장축에 평행하도록 한 후 인접치아에 손고정한다.

③ 법랑질표면에 절단연 전체를 잘 적합시킨다.

④ 기구의 절단연과 치아는 90도를 이루게 하여 수직방향으로 Pull stroke한다.

⑤ Hoe scaler사용 후에는 curette으로 마무리한다.

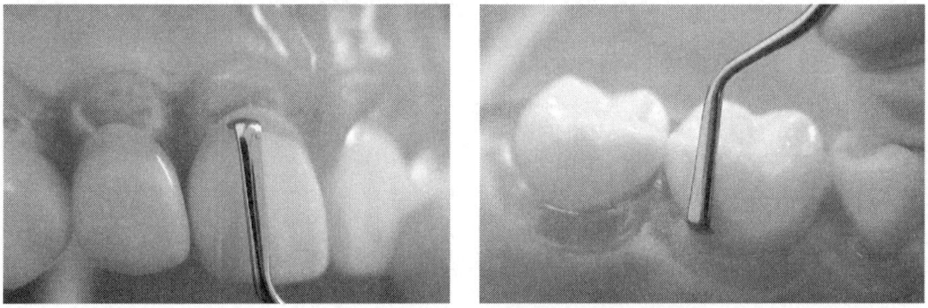

그림 11-2 Hoe scaler의 적용

2. Chisel scaler

1) 형태

- 곧고 편평한 하나의 절단연 지님
- 절단부는 45도, 단면은 직사각형
- Push stroke (순 → 설 방향)

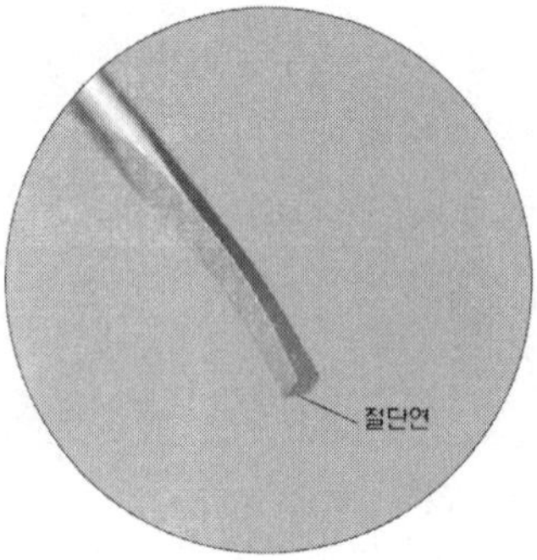

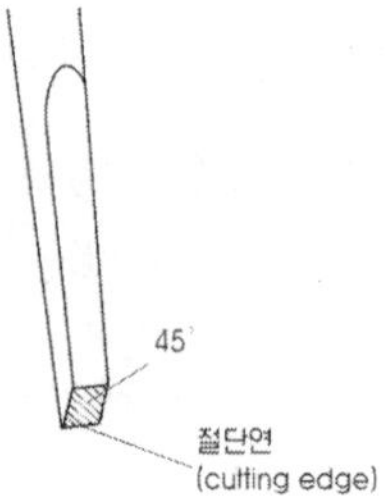

그림 11-3 Chisel scaler의 형태

2) 용도

- 전치부 인접면 침착된 다량의 치은연상 치석제거
- 특히 하악 6전치 인접면 치석제거 시 적합

3) 사용방법

① 기구를 modified pen grasp로 잡는다.

② 시술할 치아 절단연에 손고정한다.

③ 연결부는 치아장축에 직각되게 한다.

④ 기구의 절단연 전체가 치면에 접촉하도록 한다.

⑤ 순면에서 설면으로 미는 동작(push stroke)을 한다.

⑥ Chisel Scaler 사용 후에는 curette이나 sickle scaler로 마무리 한다.

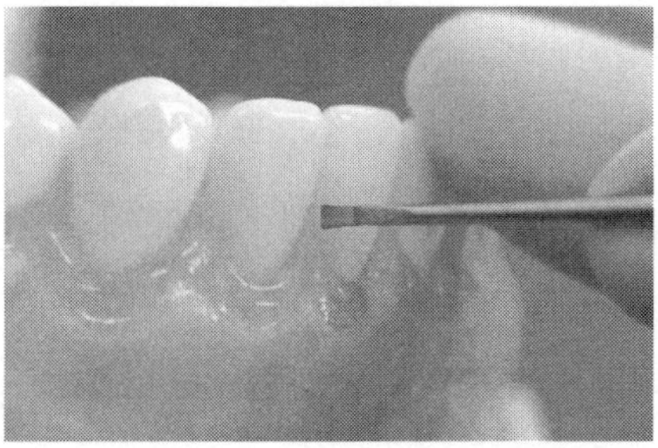

그림 11-4 Chisel scaler의 적용

3. File scaler

1) 형태

- 여러개의 절단부 지님
- 절단연과 경부는 90~105도
- 전치부: 곧은 경부, 구치부: 굽은 경부
- Pull stroke

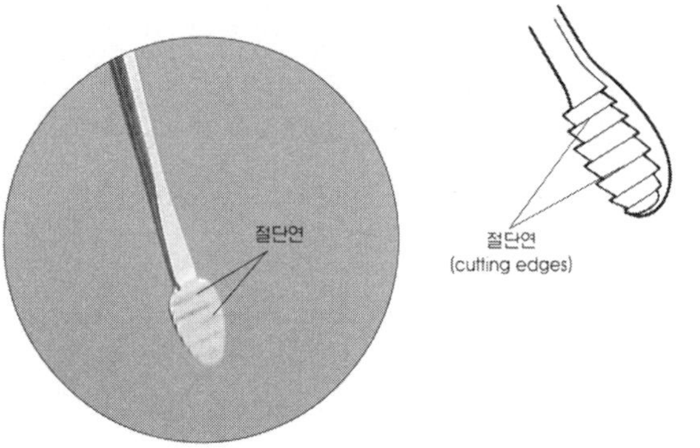

그림 11-5 File scaler의 형태

2) 용도

- 다량으로 단단하게 부착된 치석을 깨뜨리고 부술때 사용
- 치은연하치석 제거, 치근활택시 자주 사용
- 구치부 원심면에 돌출된 치석 제거 시 사용

3) 사용방법

① 기구를 modified pen grasp로 잡는다.

② 인접치아에 손고정한다.

③ Terminal shank가 치아장축에 평행하게 하여 변연치은연 상방에 위치한다.

④ File을 치석이 있는 아래까지 조심스럽게 치은연하로 삽입한다.

⑤ 치석을 부수고 표면이 거칠어질 때까지 수직으로 pull stroke한다.

⑥ 침착물이 떨어져 나갈 때까지 반복으로 동작하고 curette으로 마무리한다.

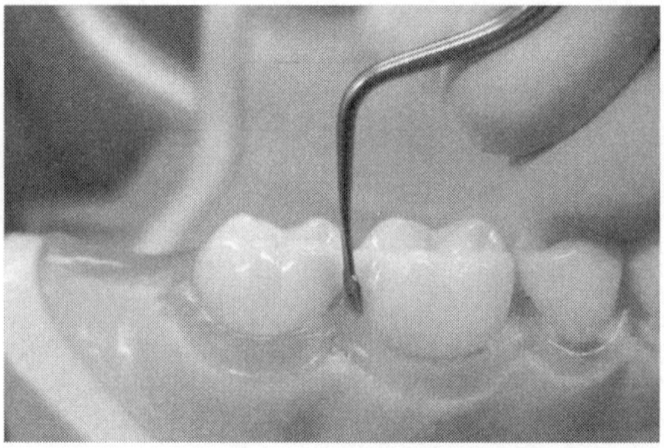

그림 11-6 File scaler의 File scaler의 적용

CHAPTER 12

초음파 스켈러

1. 초음파 치석제거

1) 초음파 치석제거기

- 고주파 전자파의 전기에너지를 미세한 진동에너지로 변환시켜 경성 치면 부착물을 분쇄하여 제거하는 방식
- 치은연상치석제거에 유용함
- 진동은 초당 25,000 ~ 40,000회 정도

2) 초음파 기구의 구성

(1) 발진기

- 60Hz의 전류를 25,000Hz 이상으로 증폭시켜 고주파 전류를 생성

(2) 변환기

- 고주파 전류를 기계적 진동으로 변환시키는 장치로 두 가지 방식있음

① Magnetostrictive

- 핸드피스 내의 코일에 고주파 전류를 통해 초음파가 발생하여 기구의 진동을 유발하는 방식
- Tip의 타원운동
- Pacemaker 장착환자에게는 사용금지

② Piezoelectric(압전방식)

- 압전방식을 이용한 scaler, scaler tip의 선형동작/전후 운동
- Tip의 길이가 짧음
- Tip은 handpiece에서 분리 가능

(3) Insert tip

- 기계적 진동을 전달하며 1/1,000cm 전후의 진폭으로 치면에 접촉하여 치석을 분쇄하고 착색물을 제거하는 부분

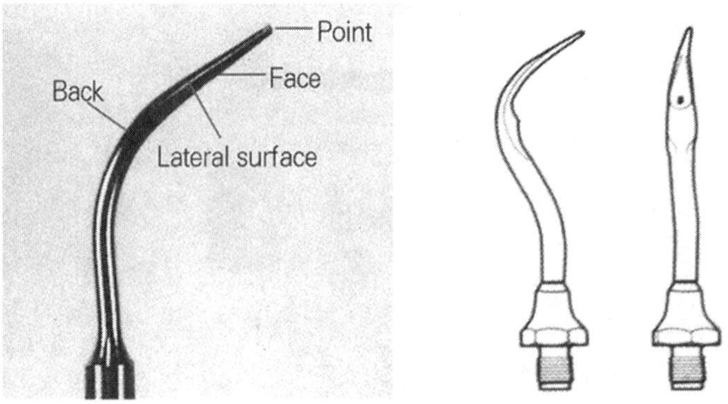

그림 12-1 Insert tip

(4) 물조정장치

- 동작시 발생하는 열을 식히는 장치
- 미세진동 효과 높임
- 시술부위의 시야를 확보함
- 치주조직 맛사지 효과

(5) 주조정장치

- Power를 조절하는 장치

3) 초음파 치석제거기의 장점

① 큰 덩어리 부착물과 치석제거에 용이

② 치은조직의 마사지 효과

③ 기구조작 간편

④ 시술부위 청결 및 시야확보

⑤ 시술시간 단축과 환자, 술자 피로 감소

4) 초음파 치석제거기의 단점

① 세밀한 치석제거에는 부적합

② 분무상태의 물 때문에 시야확보 어려움

③ 치은연하 치석제거 어려움

④ 소음 발생

⑤ 오염된 aerosol에 의한 전염 야기

⑥ 구호흡 환자에게는 불가능

⑦ 구강내 고인 물로 인해 시술자나 환자가 어려운 경우 많음

5) 초음파 치석제거의 적응증

① 치은연상에 있는 다량의 치석제거
② 초기치은염 예방
③ 치은연하 세균 및 궤양 조직 제거
④ 교정환자의 band나 수복물 접착 후 cement제거
⑤ 부적절한 변연을 가진 과잉 아말감 충전물의 제거

6) 초음파 치석제거의 금기증

① 인공심장박동기 장착환자
② 전염성 질환자
③ 호흡기 질환자
④ 면연력이 약한 환자
⑤ 복합레진 수복물, 도재치아 장착환자
⑥ 지각과민 환자

7) 초음파 치석제거기와 수동 치석제거기의 차이

	초음파 치석제거기	수동 치석제거기
용도	큰 침착물 제거	큰 침착물 제거가 어려움
방법	두드림	긁어서 제거함
압력	45 ~75g	400 ~1,000g
시간	짧다	길다
working end	크고 둔함	얇고 날카로움

8) 초음파 치석제거기 사용

(1) 마그네틱 형식 초음파 치석제거기 사용법

① 초음파 치석제거기를 전원 및 수원에 연결한다.

② 핸드피스에 약 2분간 물을 흘려보내면서 물의 양을 조절한다.

③ 핸드피스를 위로 세운 후 물이 찰때까지 기다린다.

④ 멸균된 tip을 핸드피스에 끼운다.

⑤ 물조정 장치를 이용하여 미세 안개상태가 되도록 하고 동력 손잡이를 적당한 세기로 조절한다. (물이 방울져서 떨어지지 않도록 주의)

(2) Piezoelectric 초음파 치석제거기 사용법

① Handpiece hose가 꼬이지 않도록 scaler를 위치시킨다.

② 적절한 tip을 선택해서 tip cassette에 맞도록 끼운 후 돌려 넣는다.

③ Scaler뒷면 또는 unit측면에 있는 전원 스위치를 켠다.

④ 전원 스위치를 최대 출력으로 돌리고 스위치를 on으로 누른다.

⑤ 물조정 장치를 이용하여 미세 안개상태가 되도록 하고 동력 손잡이를 적당한 세기로 조절한다.

9) 초음파 치석제거기 사용 술식 (Piezoelectric 상호실습)

① 환자의 전신병력을 검사하고, 금기증 유무를 확인한다.

② 소음, 물분사 등 시술 중 나타날 수 있는 상황들을 미리 설명한다.

③ 술자와 환자는 안전을 위해 개인 보호장구를 착용한다.

④ 시술 전에 항세균 용액으로 환자구강을 세척한다.

⑤ 환자를 supine position으로 위치시킨다.

⑥ 얼굴과 의복이 물에 젖는 것을 방지하기 위해 방포로 얼굴을 덮고 비닐 apron을 한다.
⑦ 기구를 잡지 않는 손의 손가락을 이용하여 입술이나 볼을 컵 모양으로 만든다.(aerosol 발생을 최소화하기 위해 강력한 suction tip을 사용한다.)
⑧ 변형 연필잡는법으로 handpiece를 가볍고 느슨하게 잡는다.
⑨ 시술부위 가까운 인접치아에 손고정한다.
⑩ Insert tip의 측면을 치아장축에 평행하게 위치시킨다.(15도 보다 작게 유지하고, tip은 치면과 직각으로 대거나 과도한 힘을 주지 않는다.)
⑪ 치면에 약한 압력을 적용시키고 쓸어내리거나 지우는 형태로 동작한다.(한부위에 오래 머물지 않도록 한다.)
⑫ 한번에 많은 압력을 가하지 말고 일정한 속력으로 여러번 동작한다.
⑬ 주기적으로 페달에서 발을 떼어 물과 잔사를 철저히 흡입해 낸다.
⑭ 환자가 과민함을 느낄 때는 작업각도를 확인하거나 Power를 낮추고 다른 치아를 먼저 시술한다.
⑮ 수기구(curette)로 미세한 잔존치석을 제거하여 마무리 한다.
⑯ 과산화수소로 구강내를 소독하고 양치하도록 한다.

10) 초음파 치석제거기의 유지 및 관리 방법

① 치석제거 후 tip cassette를 이용하여 tip을 분리하여 세척한다.
② Handpiece를 분리하여 타구 위에 놓고 페달을 밟아 30초간 세척한다.
③ 적절한 소독액으로 닦아내고 세척 후 고압증기멸균법으로 멸균한다.

※ 주의사항

- Handpiece를 용액에 담그거나 초음파 세척기에서 세척할 수 없음
- 화학약품이나 연마성 세제로 세척 불가
- 비닐 bag 사용불가

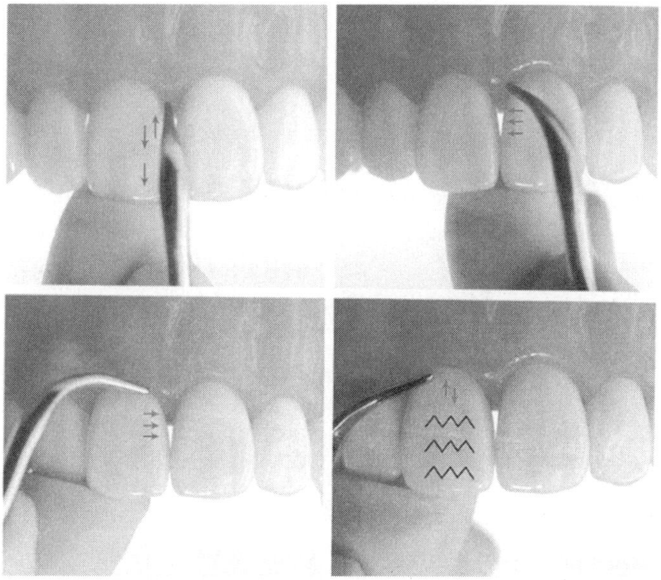

그림 12-2 초음파 치석제거기를 이용한 전치부 치석제거

2. 음파 기구

1) 음파기구

- 공기압을 이용하여 물의 분사와 진동을 작동부위와 tip에 전달함으로써 치석과 치면세균막을 제거하도록 고안된 기구
- 6,600Hz의 완만한 진동
- 가벼운 치면세마나 연성부착물 제거에 효과적

2) 음파기구 사용상의 장점

- 기계적 진동에서 발생하는 통증이 적고, 출혈도 적으며, 치아 및 치은에 대한 자극이 적다.

- 치석제거 시간이 단축된다.
- 물의 분사량이 적어 시야확보가 좋다.
- Tip이 가늘어 인접면이나 치주낭내 삽입이 가능하다.
- Tip이 가늘어 지각과민 부분을 피하면서 시술할 수 있다.

3) 음파기구 사용상의 단점

- Curette 대용으로 사용할 수 없다.
- 치은에 발적이 있을 때 tip을 강하게 삽입하면 환자에게 통증을 준다.
- 다량의 치석은 초음파 기구에 비해 제거하는 시간이 더 길다.
- 치석과 착색물 제거에 효과적이지 못하다.

4) 시술법

- 점접촉을 반복하는 형식으로 타원운동이나 궤도운동
- Tip끝을 가볍게 눌러 물분사로 제거하는 방식
- 치관에서 치근단쪽으로 tip을 가볍게 누르는 기분으로 사용
- 교정용 wire를 사용하여 관이 막히는 것을 예방

CHAPTER 13

기구연마

1. 기구연마의 정의

- 치석제거 후 무디어진 기구의 날을 본래의 외형과 각도를 유지하면서 예리하게 하는 것이다.

2. 기구연마의 목적

- 기구의 형태를 변형시키지 않고 예리한 절단연을 형성한다.
- 시술시간의 절약과 조직의 손상을 방지한다.
- 치면이 긁히거나 거칠어지는 것을 방지한다.
- 환자의 불안감과 술자의 피로를 감소시킨다.
- 부착물을 정확하고 쉽게 제거한다.

3. 예리한 기구 사용 시 장점

- 과도한 측방압을 주지 않아도 되므로 술자의 피로를 줄이고 환자의 편안한 상태를 유지시킨다.
- 촉감의 민감성이 증가하므로 효율적으로 치석을 제거할 수 있다.
- 기구가 미끄러지지 않으므로 burnished calculus를 남길 확률이 낮다.
- 최소한의 시간에 계획된 술식을 행할 수 있다.
- 예기치 않은 상처로부터 환자를 보호할 수 있다.

4. 올바른 기구연마를 위해 숙지할 사항

- 기구별 blade의 형태적 특성에 대한 정확한 지식이 필요하다(특히, 측면과 내면이 이루는 각도에 주목할 것)
- 기구의 날이 무디어졌다고 느낄 때 즉시 시행한다.
- 연마석을 항상 치주기구와 함께 준비한다.
- 반복적인 실습을 통해 연마기술이 정확하고 능숙해야 한다.

5. 기구연마 검사방법

1) 시각적 평가

(1) 빛 반사 평가

- 기구의 cutting edge를 빛에 반사시켜 sharpening상태를 검사하는 방법
- 무딘 날은 빛 반사, 예리한 기구는 반사 안됨

(2) 확대경 검사

- 확대경으로 절단연을 살펴보는 방법

2) 촉각 검사(Tactile test)

(1) Plastic test stick 검사

- Plastic test stick을 사용하여 sharpening 상태를 검사하는 방법

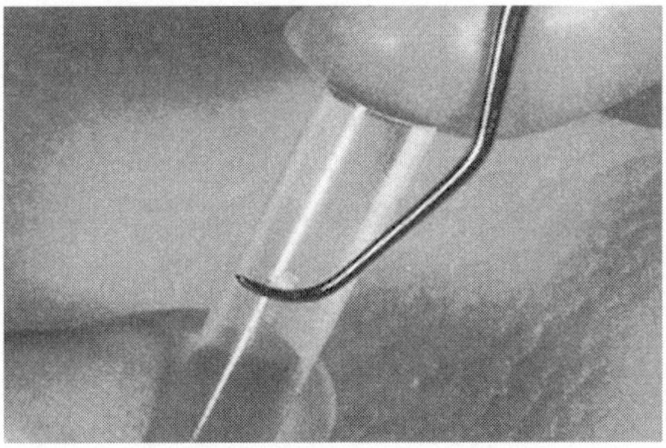

그림 13-1 Plastic test stick

6. 연마석의 종류

1) 자연석

- 입자가 작고 단단
- 인공석으로 윤곽을 형성한 후에 마무리
- 약간 무딘 기구 연마시 사용
- Oil이용
- Arkansas stone(미세한 결정체)과 india stone(중등도결정체)
- 적은양의 sharpening이 요구되는 경우 사용

2) 인공석

- 입자가 크고 거칠거칠 함
- 무딘 기구 윤곽형성 시 사용
- 물 이용
- Ruby stone, Carborundum stone, Ceramic stone, Diamond stone

7. 연마석의 관리

- 침전물과 oil은 비눗물에 깨끗이 세척 후 건조
- Autoclave에 멸균
- 자연석은 멸균 후 oil을 바르고 oil에 적신 gauze에 싸서 보관

8. Sharpening의 원칙

- Sharpening할 기구의 무디어진 정도에 따라 연마석 선택
- 소독된 연마석을 사용
- 기구의 형태를 정확히 이해
- 연마석과 기구를 안정되게 잡고 기구의 측면과 내면의 적절한 각도 유지(100~110도)
- 과도한 압력은 피함(기구날은 3등분하여 연마)
- "wire edge"가 형성되지 않도록 주의
- 적절한 윤활제 사용
- 무디어진 날은 곧바로 sharpening

9. 기구연마 방법

1) 기구를 움직이는 방법(연마석 고정)

- 주로 기구 날의 측면이 편평한 형태를 가진 Sickle, Chisel, Hoe scaler 연마시 사용한다.
- 연마석을 약간 경사지게 한쪽을 높여주는 것이 효과적이다.
- 기구 잡은 손의 넷째손가락을 연마석에 고정하여 가볍게 부착한다.
- 기구 날의 내면과 연마석의 각도는 100~110도로 조절한다.
- Sharpening할 때는 2~3cm정도의 길이로 pull(중등도) and push(경도) stroke
- Wire edge가 생기지 않도록 마지막 동작은 pull stroke으로 마무리한다.

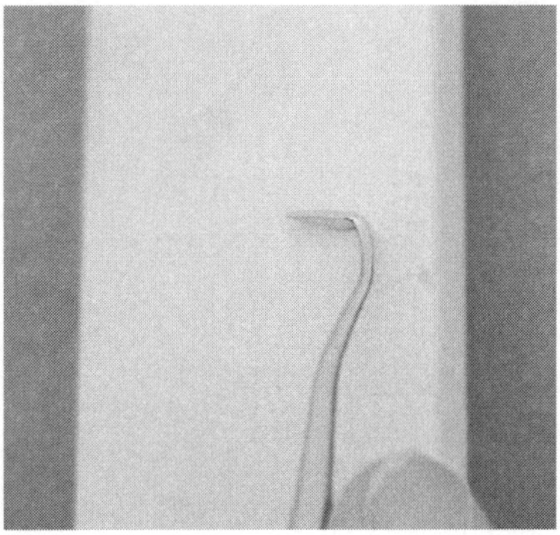

그림 13-2 연마석 고정법

2) 연마석을 움직이는 방법(기구 고정)

- 기구 날의 측면이 둥근 curette을 sharpening할 때 주로 사용한다.
- 연마석을 올바르게 잡는다(날의 face를 바닥에 평행, toe는 술자쪽 동작 후 방향 전환).

- 왼손으로 기구를 palm grasp하고 탁자위에 손등을 지지하거나 술자의 상박에 몸을 고정시켜 지지한다.
- Sharpening할 때는 2~3cm정도의 길이로 100~110도 각도를 유지하면서 heel에서 toe까지 upand down stroke 한다.
- Cutting edge를 3부분 나누어서 sharpening, 마지막은 절단연을 down stroke 한다.

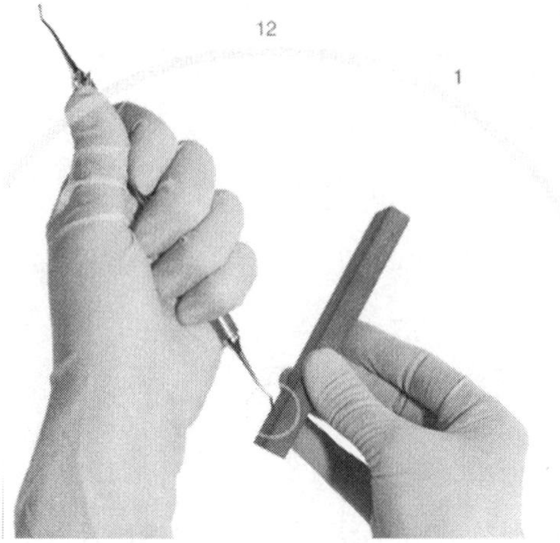

그림 13-3 기구 고정법

3) Disc sharpening (ceramic연마석 이용)

- 정확한 기구의 각을 정해주는 각도기와 ceramic stone으로 구성되어 있어 기구 원래의 각을 유지하면서 sharpening할 수 있도록 고안된 것이다.

※ Disc 사용 시 주의사항

① 기구의 끝은 중심을 향하도록 하고, 반대쪽의 날은 항상 반대편 연마석에서 연마한다.

② 기구를 당길 때 눈은 기구 손잡이를 보면서 당긴다.

③ 항상 기구의 손잡이가 instrument line에 평행하도록 한다.

④ Scaler는 2부분, Curette은 3부분으로 나누어 시행 Toe를 연마할 때는 둥글게 돌려준다.

⑤ Disc의 사용 시 윤활제는 필요 없다.

⑥ 세라믹 연마석은 흐르는 물에서 부드러운 연마용 패드로 세척한다(세정제 사용 안함).

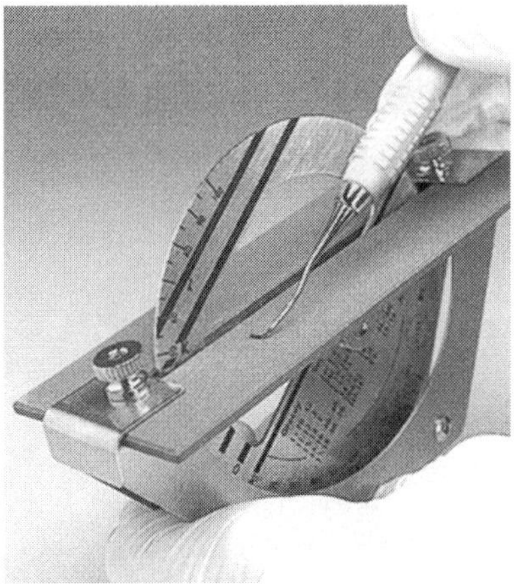

그림 13-4 Disc sharpening

CHAPTER 14

감염관리

1. 기구관리법

1) 소독(Disinfection)

- 비교적 약한 살균력을 이용하여 병원성 미생물의 생활력을 파괴함으로써 미생물의 일부를 제거하여 감염의 위험성을 제거하는 과정으로 포자형태의 미생물은 사멸시키지 못한다.

(1) 화학적 소독법

- 덜 위험한 기재를 멸균하는데 주로 이용
- 술자는 보안장구를 반드시 착용

① 염소계화합물(Chlorine compounds)

- 다양한 종류의 미생물과 결핵균 사멸 가능
- 차아염소산 나트륨은 금속표면 손상
- 매일 새로 만들어 사용해야 하는 단점 있음
- 대표적 화학제: 차아염소산 나트륨(가사용 표백제 1:10의 비율로 희석)

② 아이오도포(Iodophors)

- 결핵균 살균을 포함한 광범위한 항균력 지님
- 부식이 적고 착색이 심하지 않음
- 대표적 화학제: 포타딘

③ 알코올(Alcohols)

- 피부에 자극이 적음
- 눈, 구강, 비점막에 접촉하면 자극적
- 증발성으로 표면소독제 사용하기에 부적당
- 플라스틱 표면 손상
- 세정효과 저하

④ 합성 페놀류(Phenolic compounds)

- 조직독성이 강하여 사람에게는 사용하지 않음
- 표면소독제, 구강양치액, 손 세정제 등의 활성 성분으로 이용

⑤ 제 4급 암모니아 화합물(Quaternary ammonium compounds)

- 항균효과가 낮고 결핵균 살균력도 없음
- 환자 진료에 직접 사용하지 못함
- 알코올을 첨가하면 항균력이 향상되어 치과에서 사용하기 적합

⑥ 알데하이드류(Aldehyde)

- 살균력이 강해 포자를 파괴 할 수 있음
- 강한 독성으로 피부나 점막 자극
- Spore, 결핵균, 진균, 특히 바이러스에 효과적
- 오염된 기구의 세척 전 용액으로 사용

- 증기의 유해성 때문에 표면 소독제로는 사용이 불가
- 보안장구를 착용하고 다룸

(2) 자비소독(Boiling water)

- 100℃의 끓는 물은 이용하여 소독하는 방법
- 주사기, 바늘 등의 멸균은 30분 정도
- 비교적 소독시간이 짧고, 재료 준비가 간단
- 기구의 Sharpness가 감소하거나 부식이 우려되는 기구는 사용 불가

(3) Hot oil

- Hydrocarbon oil 또는 Silicone oil을 이용하여 125℃에서 20분, 149℃에서 10~15분간 끓이는 방법
- 살균효과 뛰어남
- Contra angle, 치면세마용 angle의 소독에 사용
- 지나치게 오래 가열하면 기구의 강도가 약해짐

2) 멸균법(Sterilization)

- 물리적, 화학적 방법을 이용하여 spore(포자)를 포함한 병원성 및 비병원성 세균 등 살아 있는 모든 미생물을 박멸하는 것이다.

(1) 고압증기 멸균법(Autoclave)

- 고압 수증기를 이용하영 미생물을 파괴하는 방법
- 121℃에서 15~20분 멸균
- 사용기구: 스테인레스 가구, 유리평판에 사용

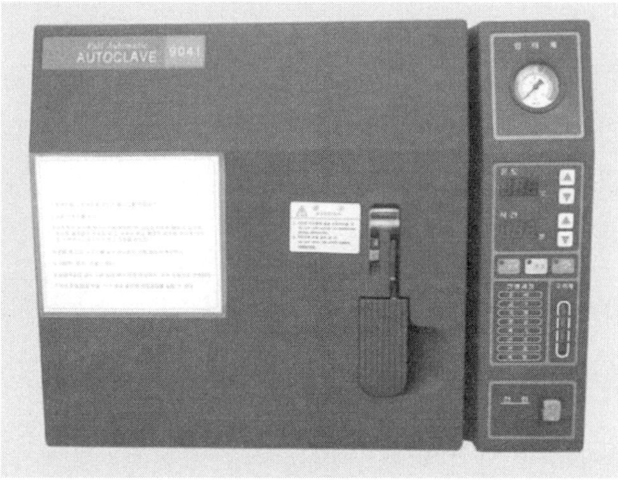

그림 14-1 Autoclave

① 장점

- 침투력이 우수하여 다공성 재질의 면제품 멸균에 적합하다.
- 화학용액과 배지 멸균에도 적합하다.

② 단점

- 합성수지에 손상을 준다.
- 기구의 날을 무디게 하고, 금속에 녹과 부식 야기한다.
- 멸균 후 별도의 건조과정을 거친다.

(2) 불포화증기 멸균법

- 특수한 화학용액을 가열하여 뜨거운 화학증기를 만들어 미생물을 멸균
- 0.23%의 포름알데히드와 72.38%의 에탄올이 주요성분
- 증기를 흡입하지 않도록 주의
- 132℃ 에서 15분간 멸균
- 사용기구: 핸드피스, Bur, 근관치료용 기구, 교정용 기구

① 장점

- 멸균주기가 매우 짧다.
- 녹이나 부식되지 않으므로 기구의 수명을 연장시킨다.
- 건조과정 필요 없다.
- 경제적이다.

② 단점

- 화학제 냄새 제거를 위해 통풍시설이 갖추어야 한다.
- 침투력이 약하므로 두꺼운 종이나 나일론으로 싸지 않도록 한다.

(3) 건열멸균법

- 공기를 가열하여 그 열에너지가 기구로 전달되는 방식
- 열이 골고루 침투되게 하도록 기구포장 작게하고, 간격 두고 배치
- 120℃에서 6시간 / 170℃에서 1시간 멸균
- 사용기구: 근관치료용 기구, blade, scissor 등 날카로운 기구

① 장점

- 기구의 부식이 없다.
- Oil, powder 등에 적당하다.
- 경제적이다.

② 단점

- 멸균주기가 매우 길다.
- 온도가 높아 터빈 핸드피스가 손상되거나 접착부가 떨어질 수 있다.
- 날이 무디어진다.

(4) Glass bead 멸균기

- 1~2mm 정도 직경의 유리구슬에 전달되는 열에 의한 멸균법
- 240~280℃에서 15~20초 멸균
- 사용기구: 근관치료용 file, reamer, root canal picker

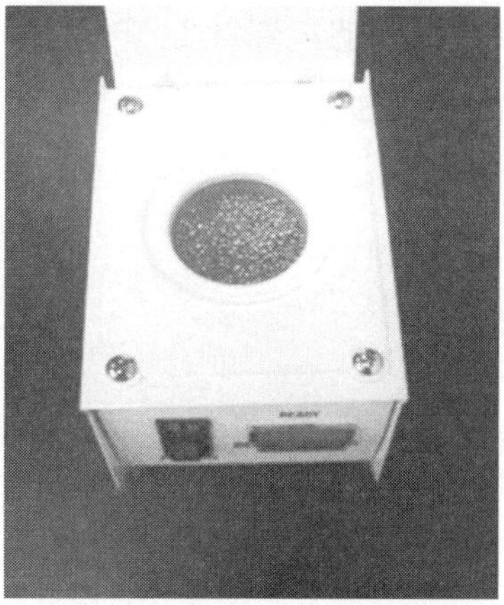

그림 14-2 Glass bead 멸균기

4) 표면소독

- 표면을 덮거나 적절한 소독제 사용
- 조명등의 손잡이, bracket tray, 손으로 조정하는 스위치, 의자, 흡입기
- 표면소독제: 하이포클로라이드(1:10), 아이오도포류(1:213) / 10분간
- 세척 → 소독 → 세척 방법 이용

2. 멸균을 위한 기구 세척과정

1) 세척전 용액에 담그기

- 진료 중 혈액, 고름, 타액에 오염된 기구는 세척전에 용액에 담금
- 세척이 용이, 세균 전염 방지, 술자보호 역할
- 소독제: 페놀화합물, 아이오도포

2) 기구세척

(1) 손으로 문질어 닦기

- 혈액이 많이 오염된 기구는 찬물로 헹군 후 더운물로 헹굼
- 손잡이가 긴 솔 이용
- 반드시 보호장구 착용 후 세척

(2) 초음파 세척기 사용

- 손 세척으로 인한 감염의 기회를 줄일 수 있어서 안전
- 단시간 내에 세밀한 부분까지 완벽히 세척
- 손세척보다 16배 정도 세척 효과 높음
- 기구를 너무 많이 넣지 말 것
- 에어로졸이 공기중에 나오지 않도록 뚜껑을 덮을 것
- 세척시간: 5~10분
- 회전기구, 근관치료기구는 세척용액이 들어있는 비이커에 넣어서 세척

3) 후세척

- 찬물로 기구에 묻은 세제나 세척액 헹굼

4) 건조

- 종이수건, 기구건조기에서 기구 건조

5) 포장

- 적절한 포장재를 선택한 후 멸균지시 테이프 부착
- 유효보관 년, 월, 일을 기재

6) 멸균

- 기구의 따라 적절한 멸균을 실시

7) 보관

- 적절한 온도, 습도가 유지도고 먼지나 에어로졸이 차단되는 기구장에 보관
- 유효기간이 지난 기구는 다시 멸균

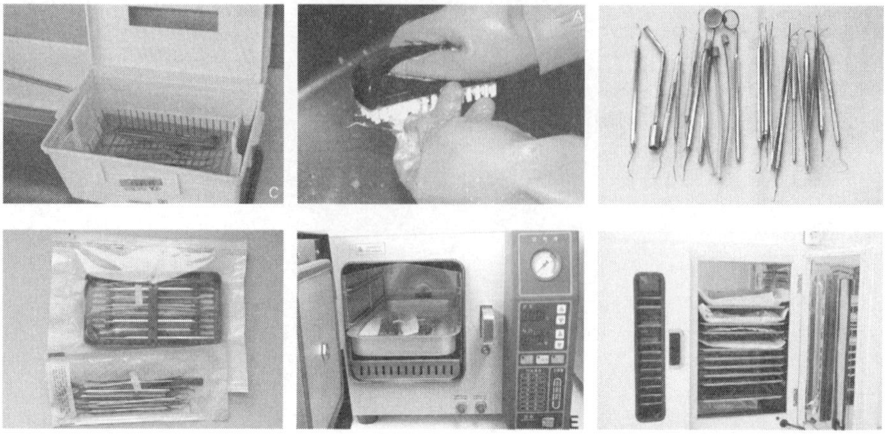

그림 14-3 기구 세척과정

2. 개인방호

1) 손 보호

(1) 손 세척(Hand washing)

- 손상된 피부에 병원성 미생물이 축적되지 않고, 교차감염 방지
- 손가락 끝에서부터 팔꿈치까지 문질러 씻고 물은 손가락 끝에서부터 팔꿈치까지 흐르게 함
- 항균제가 포함된 액체비누 사용
- 발이나 팔꿈치로 수도꼭지 조절하거나 자동 수도꼭지 사용

(2) 장갑

- 미생물에 의한 술자감염을 줄이고 교차감염 예방
- 시술시: 수술용 장갑, 진찰용 장갑 / 기구세척, 청소 시: 가사용 장갑
- 손 크기에 맞는 장갑 착용

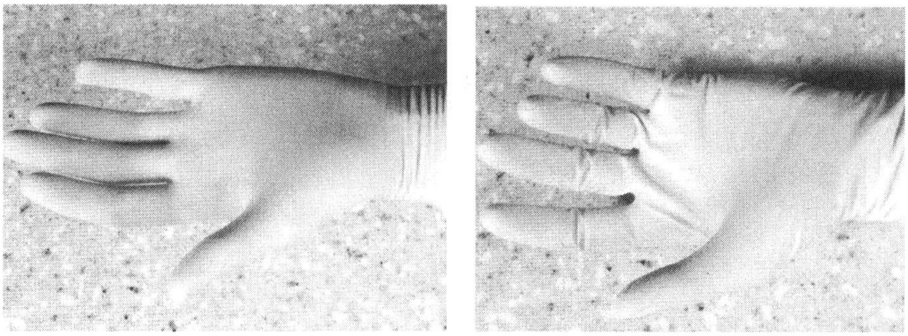

○ ×

그림 14-4 글러브 선택

(3) 마스크

- 진료 중 튀는 파편이나 에어로졸로부터 술자의 얼굴 보호
- 95% 이상의 세균 여과율과 호흡가능성 갖추어야 함
- 콧구멍이나 입술에 닿지 않도록 주의
- 매 환자마다 교체

(4) 보안경, 안면보호대

- 보안경: 술자와 환자의 눈 손상 방지, 물과 세정제로 세척하여 김서림 방지
- 안면보호대: 턱까지 내려오는 것을 사용하여 얼굴 전체 보호

(5) 보호용 의류

- 진료 중 발생하는 에어로졸이나 구강분비물에 의한 의료진의 신체 보호
- 소매가 길고 목을 가릴 수 있는 일회용 진료복이 편리
- 오염된 의복은 세탁업자에게 의뢰 또는 치과에서 직접 세탁

APPENDIX 1

부위별 치석제거법

1. 하악 전치부 순면-술자 가까운 면

순서	분류		내용
자세	술자자세		환자전방 (7:00~8:00), 팔의 상박은 0-20도 정도 범위에서 조절
	환자자세		Modified supine position, 환자머리 치아부위별로조절, 환자머리 치아부위별로 조절 (33번 시술시 약간 오른쪽, 43번은 왼쪽)
기구잡는법			Modified pen grasp
손고정			해당치아 or 인접치아의 절단연
시야확보			직접시진, 반대손의 엄지와 검지로 입술 Retraction
조명등			구강 직상방에서 바닥과 90도
치석탐지	기구선택		Explorer
	날 선정		인접면에 tip부분 삽입시 terminal shank가 치아장축에 평행
	탐지방법	적합	Terminal shank 치아장축에 평행, tip의 측면으로 적합
		삽입	Tip의 등부분에서 접합상피의 저항이 느껴질 때까지 삽입
		동작	치경부중앙에서 술자방향을 향해 수직 or 사선방향, 중첩 근(원)심 인접면 1/2까지 연장, "Feeling stroke"
치석제거	기구선택		치은연하: Gracey-2,4 or Universal curette 치은연상: #33 Sickle scaler
	절단연 선택		작업부 하방 1/3을 치면 접합시 기구의 내면이 보이지 않아야 함(G)
	제거방법	적합	순면중앙, 치은상방, terminal shank 치면에 평행(Gracey 경우) 작업부하방 1/3 치면 접촉, curette의 toe는 가까운면 향함
		삽입	삽입각도 0도, 날의 face를 치면에 부착시킨 상태에서 천천히 접합 상피까지 삽입
		동작	작업각도 60~70도, 짧고 (중)강한 측방압, 수직방향의 Full stroke, 손, 손목-아래팔 모두 이용, 작업부하방 1/3항상 접촉, 삽입된 상태에서 인접면 1/2이상 stroke, 4~5회정도 stroke(인접면 이용 50~60도)

※ 주의사항

① 기구를 잡을 때 엄지와 검지는 떨어져야 하면 중지의 측면이 shank와 handle부위에 조금 씩 닿게 위치, 검지의 둘째마디는 펴지 말 것!!

② Universal curette의 경우 handle이 치아장축에 평행

③ 기구를 너무 짧게 잡지 않도록 하고 치아장축 방향으로 움직이도록 한다.

2. 하악 전치부 순면-술자 먼 면

순서	분류		내용
자세	술자자세		환자후방 (11:00~12:00), 팔의 상박은 0-20도 정도 범위에서 조절
	환자자세		Supine position, 정면, 환자머리 치아 부위별로 조절
기구잡는법			Modified pen grasp
손고정			해당치아 or 인접치아의 절단연
시야확보			직접시진, 반대손의 엄지와 검지로 입술 Retraction
조명등			구강 직상방에서 바닥과 90도
치석탐지	기구선택		Explorer
	날 선정		인접면에 tip부분 삽입시 terminal shank가 치아장축에 평행
	탐지방법	적합	Terminal shank 치아장축에 평행, tip의 측면으로 적합
		삽입	Tip의 등부분에서 접합상피의 저항이 느껴질 때까지 삽입
		동작	치경부중앙에서 술자 먼면을 향해 수직 or 사선방향, 중첩 근(원)심 인접면 1/2까지 연장, "Feeling stroke"
치석제거	기구선택		치은연하: Gracey-1 Universal curette 치은연상: #33 Sickle scaler
	절단연 선택		작업부 하방 1/3을 치면 접합시 기구의 내면이 보이지 않아야 함(G)
	제거방법	적합	순면중앙, 치은상방, Rerminal shank 치면에 평행(Gracey 경우) 작업부하방 1/3 치면 접촉, curette의 toe는 술자 먼면 향함
		삽입	삽입각도 0도, 날의 Face를 치면에 부착시킨 상태에서 천천히 접합 상피까지 삽입
		동작	작업각도 60~70도, 짧고 (중)강한 측방압, 수직방향의 full stroke, 손, 손목-아래팔 모두 이용, 작업부하방 1/3항상 접촉, 삽입된 상태에서 인접면 1/2이상 Stroke, 4~5회정도 Stroke

※ 주의사항

① 치경으로 Retraction할 경우 치은에 눌리지 않을 정도의 힘을 준다.

② 인접면에서 기구동작이 끝난 후에는 치은에 자극이 가지 않도록 뒤로 조심스럽게 빼내야 함

3. 하악 전치부 설면-술자 가까운 면

순서	분류		내용
자세	술자자세		환자전방 (7:00~8:00)
	환자자세		Supine position, 환자머리는 약간 왼쪽
기구잡는법			Modified pen grasp
손고정			해당치아 or 인접치아의 절단연
시야확보			간접시진 (치경을 잡은 손은 하악우측소구치 부위에 손고정) Gauze or Cotton 말아서 설측부위에 둔다.
조명등			구강 직상방에서 바닥과 90도
치석탐지	기구선택		Explorer
	날 선정		인접면에 tip부분 삽입시 terminal shank가 치아장축에 평행
	탐지방법	적합	Terminal shank 치아장축에 평행, tip의 측면으로 적합
		삽입	Tip의 등부분에서 접합상피의 저항이 느껴질 때까지 삽입
		동작	치경부중앙에서 술자 먼면을 향해 수직 or 사선방향, 중첩 근(원)심 인접면 1/2까지 연장, "Feeling stroke"
치석제거	기구선택		치은연하: Gracey 1 Universal / 치은연상: #33 Sickle scaler
	절단연 선택		작업부 하방 1/3을 치면 접합시 기구의 내면이 보이지 않아야 함(G)
	제거방법	적합	순면중앙,치은상방, Terminal shank 치면에 평행(Gracey 경우) 작업부하방 1/3 치면 접촉, curette의 toe는 술자 방향 향함
		삽입	삽입각도 0도, 날의 face를 치면에 부착시킨 상태에서 천천히 접합 상피까지 삽입
		동작	작업각도 60~70도, 짧고 (중)강한 측방압, 수직방향의 Full stroke, 손, 손목-아래팔 모두 이용, 작업부하방 1/3항상 접촉, 삽입된 상태에서 인접면 1/2이상 Stroke, 45회정도 Stroke

※ 주의사항

① 치아 이동시 손고정도 함께 이동

② 기구가 치면에 계속 접촉한 상태를 유지한 채 기구 동작한다.

4. 하악 전치부 설면–술자 먼 면

순서	분류		내용
자세	술자자세		환자후방 (11:00~12:00), 팔의 상박은 0–20도 정도 범위에서 조절
	환자자세		Supine position, 정면 or 턱내림, 환자머리 치아 부위별로 조절
기구잡는법			Modified pen grasp
손고정			해당치아 or 인접치아의 순면 또는 절단연
시야확보			간접시진 (치경을 잡은 손도 반드시 손고정) Gauze or Cotton 말아서 설측부위에 둔다
조명등			구강 직상방에서 바닥과 90도
치석탐지	기구선택		Explorer
	날 선정		인접면에 Tip부분 삽입시 Terminal shank가 치아장축에 평행
	탐지방법	적합	Terminal shank 치아장축에 평행, Tip의 측면으로 적합
		삽입	Tip의 등부분에서 접합상피의 저항이 느껴질 때까지 삽입
		동작	치경부중앙에서 술자 먼면을 향해 수직 or 사선방향, 중첩 근(원)심 인접면 1/2까지 연장, "Feeling stroke"
치석제거	기구선택		치은연하: G.C 2 U.C / 치은연상: #33 Sickle scaler
	절단연 선택		작업부 하방 1/3을 치면 접합시 기구의 내면이 보이지 않아야 함(G)
	제거방법	적합	순면중앙,치은상방, Terminal shank 치면에 평행(G.C의 경우) 작업부하방 1/3 치면 접촉, curette의 toe는 술자 먼면 향함
		삽입	삽입각도 0도, 날의 Face를 치면에 부착시킨 상태에서 천천히 접합 상피 까지 삽입
		동작	작업각도 60~70도, 짧고 (중)강한 측방압, 수직방향의 Full stroke, 손, 손목–아래팔 모두 이용, 작업부하방 1/3항상 접촉, 삽입된 상태에서 인접면 1/2이상 Stroke, 4~5회정도 Stroke

* 주의사항
1. 직접시진으로도 가능하나 간접시진으로 적용한다.

5. 하악우측 구치부 협면

순서	분류		내용
자세	술자자세		환자전방 (7:00~8:00)
	환자자세		Supine position, 머리는 정면 or 좌측으로 향함
기구잡는법			Modified pen grasp
손고정			인접 치아의 교합면과 설면에 손고정
시야확보			직접시진, 치경 또는 시술하지 않는 손으로 협점막을 Retraction
조명등			구강 직상방에서 바닥과 90도
치석탐지	기구선택		Explorer
	날 선정		인접면에 tip부분 삽입시 terminal shank가 치아장축에 평행
	탐지방법	적합	Terminal shank 치아장축에 평행, tip의 측면으로 적합
		삽입	Tip의 등부분에서 접합상피의 저항이 느껴질 때까지 삽입
		동작	원심협측능각 → 협면 → 근심협측능각 → 근심면까지 수직 or 사선방향으로 stroke 후 다시 원심협측능각→원심면 (인접면1/2까지 연장) "feeling stroke"(인접면은 수직 stroke)
치석제거	기구선택		치은연하-Gracey 11(근)/ 13(원) 치은연상: sickle scaler
	절단연 선택		작업부 하방 1/3을 치면 접합시 기구의 내면이 보이지 않아야 함(G)
	제거방법	적합	원심협측능각, 치은상방, terminal shank 치면에 평행(Gracey 경우) 작업부하방 1/3 치면 접촉, curette의 toe는 근심면 향함
		삽입	삽입각도 0도, 날의 face를 치면에 부착시킨 상태에서 천천히 접합 상피까지 삽입
		동작	작업각도 60~70도, 짧고 (중)강한 측방압, 수직 또는 사선방향의 Full stroke, 손, 손목-아래팔 모두 이용, 작업부하방 1/3 항상 접촉, 원심협측능각에서 근심면까지 6~10회 정도 Stroke 한 후 다시 원심 협측능각에서 원심면까지 3~4회 정도 Stroke

※ 주의사항

1. 원심협측능각에서 근심면으로 진행할 때 근심협측능각부위에서 기구가 떨어지지 않도록 엄지손가락을 이용하여 기구를 돌려주면서 이동한다.

6. 하악좌측 구치부 설면

순서	분류		내용
자세	술자자세		환자전방 (7:00~8:00)
	환자자세		Supine position, 머리는 좌측으로 향함
기구잡는법			Modified pen grasp
손고정			인접 전방 치아의 교합면 손고정
시야확보			간접시진 또는 혀를 Retraction하여 직접시진 가능
조명등			구강 직상방에서 바닥과 90도
치석탐지	기구선택		Explorer
	날 선정		인접면에 tip부분 삽입시 Terminal shank가 치아장축에 평행
	탐지방법	적합	Terminal shank 치아장축에 평행, Tip의 측면으로 적합
		삽입	Tip의 등부분에서 접합상피의 저항이 느껴질 때까지 삽입
		동작	원심설측능각 → 설면 → 근심설측능각 → 근심면까지 수직 or 사선방향으로 Stroke 후 다시 원심설측능각 → 원심면 (인접면1/2까지 연장) “Feeling stroke”
치석제거	기구선택		치은연하-Gracey / 11(근)/ 13(원) 치은연상: Sickle scaler
	절단연 선택		작업부 하방 1/3을 치면 접합시 기구의 내면이 보이지 않아야 함(G)
	제거방법	적합	원심설측능각,치은상방, terminal shank 치면에 평(Gracey 경우) 작업부하방 1/3 치면 접촉, curette의 toe는 근심면 향함
		삽입	삽입각도 0도, 날의 face를 치면에 부착시킨 상태에서 천천히 접합상피까지 삽입
		동작	작업각도 60~70도, 짧고 (중)강한 측방압, 수직 또는 사선방향의 full stroke, 손, 손목-아래팔 모두 이용, 작업부하방 1/3항상 접촉, 원심설측능각에서 근심면까지 6~10회 정도 stroke 한 후 다시 원심 설측능각에서 원심면까지 3~4회 정도 Stroke

※ 주의사항

1. 직접시진으로 적용하며 치경은 치면 부위로 향하게 하여 시술부위가 밝게 보이도록 할 수 있다.

7. 하악 좌측 구치부 협면

순서	분류		내용
자세	술자자세		환자측방(10:30)
	환자자세		Supine position, 머리는 우측으로 향함
기구잡는법			Modified pen grasp
손고정			인접 전방 치아의 혐면 또는 교합면
시야확보			직접시진, 치경or 왼쪽검지로 협점막을 retraction
조명등			구강 직상방에서 바닥과 90도
치석탐지	기구선택		Explorer
	날 선정		인접면에 tip부분 삽입시 terminal shank가 치아장축에 평행
	탐지방법	적합	Terminal shank 치아장축에 평행, tip의 측면으로 적합
		삽입	Tip의 등부분에서 접합상피의 저항이 느껴질 때까지 삽입
		동작	원심협측능각 → 협면 → 근심협측능각 → 근심면까지 수직 or 사선방향으로 stroke 후 다시 원심협측능각 → 원심면 (인접면1/2까지 수직동작으로 연장) "Feeling stroke"
치석제거	기구선택		치은연하: Gracey 11/12(근), 13/14(원) 치은연상: Sickle scaler
	절단연 선택		작업부 하방1/3을 치면 접합시 기구의 내면이 보이지 않아야 함(G)
	제거방법	적합	원심협측능각, 치은상방, terminal shank 치면에 평행(Gracey경우) 작업부하방 1/3 치면 접촉, curette의 toe는 근심면 향함
		삽입	삽입각도 0도, 날의 face를 치면에 부착시킨 상태에서 천천히 접합상피까지 삽입
		동작	작업각도 60~70도, 짧고 (중)강한 측방압, 수직 또는 사선방향의 full stroke, 손, 손목-아래팔 모두 이용, 작업부하방 1/3 항상 접촉 원심협측능각에서 근심면까지 6~10회 정도 Stroke 한 후 다시 원심협측능각에서 원심면까지 3~4회 정도 Stroke

* 주의사항

1. 소구치의 경우는 11시 방향으로 이동하여 시술할 수 있다.

8. 하악 우측 구치부 설면

순서	분류		내용
자세	술자자세		환자측방(9:00 or 10:30)
	환자자세		Supine position, 머리는 우측으로 향함
기구잡는법			Modified pen grasp
손고정			인접 전방 치아의 교합면 손고정
시야확보			직접시진 또는 치경을 사용한 간접시진
조명등			구강 직상방에서 바닥과 90도
치석탐지	기구선택		Explorer
	날 선정		인접면에 tip부분 삽입시 terminal shank가 치아장축에 평행
	탐지방법	적합	Terminal shank 치아장축에 평행, tip의 측면으로 적합
		삽입	Tip의 등부분에서 접합상피의 저항이 느껴질 때까지 삽입
		동작	원심설측능각 → 설면 → 근심설측능각 → 근심면까지 수직 or 사선방향으로 stroke 후 다시 원심설측능각 → 원심면 (인접면1/2까지 연장) "Feeling stroke"
치석제거	기구선택		치은연하: 11/12(근), 13/14(원) 치은연상: Sickle scaler
	절단연 선택		작업부 하방 1/3을 치면 접합시 기구의 내면이 보이지 않아야 함(G)
	제거방법	적합	원심설측능각, 치은상방, terminal shank 치면에 평행(Gracey경우) 작업부하방 1/3 치면 접촉, curette의 toe는 근심면 향함
		삽입	삽입각도 0도, 날의 face를 치면에 부착시킨 상태에서 천천히 접합상피까지 삽입
		동작	작업각도 60~70도, 짧고 (중)강한 측방압, 수직 또는 사선방향의 full stroke, 손, 손목-아래팔 모두 이용, 작업부하방 1/3항상 접촉, 원심설측능각에서 근심면까지 6~10회 정도 stroke 한 후 다시 원심 설측능각에서 원심면까지 3~4회 정도 stroke

※ 주의사항

1. 구치부 협설면- 사선방향, 인접면- 수직방향 Stroke한다.

9. 상악 전치부 순면–술자 가까운 면

순서	분류		내용
자세	술자자세		환자전방 (7:00~8:00), 팔의 상박은 0~20도 정도 범위에서 조절
	환자자세		Supine position, 환자머리 정면 또는 약간 오른쪽
기구잡는법			Modified pen grasp
손고정			해당치아 or 인접치아의 절단연
시야확보			반대손의 엄지와 검지로 입술 retraction, 직접시진
조명등			구강 전방에서 45도 또는 구강 직상방에서 바닥과 90도
치석탐지	기구선택		Explorer
	날 선정		인접면에 tip부분 삽입시 terminal shank가 치아장축에 평행
	탐지방법	적합	Terminal shank 치아장축에 평행, tip의 측면으로 적합
		삽입	Tip의 등부분에서 접합상피의 저항이 느껴질 때까지 삽입
		동작	치경부중앙에서 술자방향을 향해 수직 or 사선방향, 중첩 근(원)심 인접면 1/2까지 연장, “Feeling stroke”
치석제거	기구선택		치은연하: Gracey-1/2 /치은연상: #33 Sickle scaler
	절단연 선택		작업부 하방 1/3을 치면 접합시 기구의 내면이 보이지 않아야 함(G)
	제거방법	적합	순면중앙,치은상방, terminal shank 치면에 평행(Gracey경우) 작업부하방 1/3 치면 접촉, curette의 toe는 가까운면 향함
		삽입	삽입각도 0도, 날의 face를 치면에 부착시킨 상태에서 천천히 접합상피 까지 삽입
		동작	작업각도 60~70도, 짧고 (중)강한 측방압, 수직방향의 Full stroke, 손, 손목-아래팔 모두 이용, 작업부하방 1/3항상 접촉, 삽입된 상태에서 인접면 1/2이상 stroke, 4~5회정도 stroke(인접면 col: 50~60도)

※ 주의사항

1. 기구를 잡을 때 엄지와 검지는 떨어져야 하면 중지의 측면이 shank와 handle부위에 조금 씩 닿게 위치, 검지의 둘째마디는 펴지 말 것!!
2. Universal curette의 경우 handle이 치아장축에 평행

10. 상악 전치부 순면-술자 먼 면

순서	분류		내용
자세	술자자세		환자후방 (11:00~12:00), 팔의 상박은 0-20도 정도 범위에서 조절
	환자자세		Supine position, 정면, 환자머리 정면 또는 약간 왼쪽
기구잡는법			Modified pen grasp
손고정			해당치아 or 인접치아의 절단연
시야확보			반대손의 엄지와 검지로 입술 retraction, 직접시진
조명등			구강 전방에서 45도 또는 구강 직상방에서 바닥과 90도
치석탐지	기구선택		Explorer
	날 선정		인접면에 tip부분 삽입시 terminal shank가 치아장축에 평행
	탐지방법	적합	Terminal shank 치아장축에 평행, tip의 측면으로 적합
		삽입	Tip의 등부분에서 접합상피의 저항이 느껴질 때까지 삽입
		동작	치경부중앙에서 술자먼면을 향해 수직 or 사선방향, 중첩 근(원)심 인접면 1/2까지 연장, "Feeling stroke"
치석제거	기구선택		치은연하: Gracey-1/2 or Universal/ 치은연상: #33 Sickle scaler
	절단연 선택		작업부 하방 1/3을 치면 접합시 기구의 내면이 보이지 않아야 함(G)
	제거방법	적합	순면중앙, 치은상방, terminal shank 치면에 평행 (Gracey경우) 작업부하방 1/3 치면 접촉, curette의 toe는 술자 먼면 향함
		삽입	삽입각도 0도, 날의 face를 치면에 부착시킨 상태에서 천천히 접합상피 까지 삽입
		동작	작업각도 60~70도, 짧고 (중)강한 측방압, 수직방향의 full stroke, 손 손목-아래팔 모두 이용, 작업부하방 1/3항상 접촉, 삽입된 상태에서 인접면 1/2이상 stroke, 4~5회정도 stroke(인접면 col: 50~60도)

※ 주의사항

1. 기구를 잡을 때 엄지와 검지는 떨어져야 하면 중지의 측면이 shank와 handle부위에 조금 씩 닿게 위치, 검지의 둘째마디는 펴지 말 것!!
2. Universal curette의 경우 handle이 치아장축에 평행

11. 상악 전치부 설면-술자 먼 면

순서	분류		내용
자세	술자자세		환자후방 (11:00~12:00), 팔의 상박은 0~20도 정도 범위에서 조절
	환자자세		Supine position, 환자머리 치아 부위별로 조절
기구잡는법			Modified pen grasp
손고정			해당치아 or 인접치아의 절단연
시야확보			간접시진 (치경을 잡은 손도 반드시 손고정)
조명등			구강 전방에서 바닥과 45도
치석탐지	기구선택		Explorer
	날 선정		인접면에 tip부분 삽입시 terminal shank가 치아장축에 평행
	탐지방법	적합	Terminal shank 치아장축에 평행, tip의 측면으로 적합
		삽입	Tip의 등부분에서 접합상피의 저항이 느껴질 때까지 삽입
		동작	치경부중앙에서 술자먼면을 향해 수직 or 사선방향, 중첩 근(원)심 인접면 1/2까지 연장, "Feeling stroke"
치석제거	기구선택		치은연하:Gracey-1/2 /치은연상: #33 Sickle scaler
	절단연 선택		작업부 하방 1/3을 치면 접합시 기구의 내면이 보이지 않아야 함(G)
	제거방법	적합	순면중앙,치은상방, terminal shank 치면에 평행 (Gracey경우) 작업부하방 1/3 치면 접촉, curette의 toe는 술자 먼면 향함
		삽입	삽입각도 0도, 날의 face를 치면에 부착시킨 상태에서 천천히 접합상피 까지 삽입
		동작	작업각도 60~70도, 짧고 (중)강한 측방압, 수직방향의 full stroke, 손, 손목-아래팔 모두 이용, 작업부하방 1/3항상 접촉, 삽입된 상태에서 인접면 1/2이상 Stroke, 4~5회정도 Stroke(인접면 col: 50~60도)

※ 주의사항

1. 반드시 간접시진으로 적용
2. 머리를 앞으로 0~15도 정도만 숙임

12. 상악 전치부 설면-술자 가까운 면

순서	분류		내용
자세	술자자세		환자전방 (7:00~8:00)
	환자자세		Supine position, 환자머리 치아 부위별로 조절
기구잡는법			Modified pen grasp
손고정			해당치아 or 인접치아의 절단연
시야확보			간접시진 (치경을 잡은 손도 손고정 필요)
조명등			구강 전방에서 바닥과 45도
치석탐지	기구선택		Explorer
	날 선정		인접면에 tip부분 삽입시 terminal shank가 치아장축에 평행
	탐지방법	적합	Terminal shank 치아장축에 평행, tip의 측면으로 적합
		삽입	Tip의 등부분에서 접합상피의 저항이 느껴질 때까지 삽입
		동작	치경부중앙에서 술자방향을 향해 수직 or 사선방향, 중첩 근(원)심 인접면 1/2까지 연장, "Feeling stroke"
치석제거	기구선택		치은연하:1/2 치은연상: #33 Sickle scaler
	절단연 선택		작업부 하방 1/3을 치면 접합시 기구의 내면이 보이지 않아야 함(G)
	제거방법	적합	순면중앙, 치은상방, terminal shank 치면에 평행 (Gracey경우) 작업부하방 1/3 치면 접촉, curette의 toe는 술자 방향 향함
		삽입	삽입각도 0도, 날의 face를 치면에 부착시킨 상태에서 천천히 접합상피 까지 삽입
		동작	작업각도 60~70도, 짧고 (중)강한 측방압, 수직방향의 full stroke, 손, 손목-아래팔 모두 이용, 작업부하방 1/3항상 접촉, 삽입된 상태에서 인접면 1/2이상 stroke, 4~5회정도 stroke(인접면 col: 50~60도)

※ 주의사항

1. 환자전방이든 후방이든 간접시진으로 적용
2. 치아 이동시 손고정도 함께 이동

13. 상악 우측 구치부 협면

순서	분류		내용
자세	술자자세		환자전방 (7:00~8:00)
	환자자세		Supine position, 머리는 정면 or 왼쪽으로 향함
기구잡는법			Modified pen grasp
손고정			인접 전방 치아의 교합면 or 설면에 손고정, 반대악(하악우측)
시야확보			치경으로 협점막을 Retraction, 직접시진
조명등			구강 전방에서 바닥과 45도
치석탐지	기구선택		Explorer
	날 선정		인접면에 tip부분 삽입시 terminal shank가 치아장축에 평행
	탐지방법	적합	Terminal shank 치아장축에 평행, Tip의 측면으로 적합
		삽입	Tip의 등부분에서 접합상피의 저항이 느껴질 때까지 삽입
		동작	원심협측능각 → 협면 → 근심협측능각 → 근심면까지 수직 or 사선방향으로 stroke 후 다시 원심협측능각 → 원심면 (인접면1/2까지 연장) "Feeling stroke"
치석제거	기구선택		치은연하: Gracey # 1/2 치은연상: #35 Sickle scaler
	절단연 선택		작업부 하방 1/3을 치면 접합시 기구의 내면이 보이지 않아야 함(G)
	제거방법	적합	원심협측능각, 치은상방, terminal shank 치면에 평행 (Gracey경우) 작업부하방 1/3 치면 접촉, curette의 toe는 근심면 향함
		삽입	삽입각도 0도, 날의 face를 치면에 부착시킨 상태에서 천천히 접합상피 까지 삽입
		동작	작업각도 60~70도, 짧고 (중)강한 측방압, 수직 또는 사선방향의 Full stroke, 손, 손목-아래팔 모두 이용, 작업부하방 1/3 항상 접촉, 원심협측능각에서 근심면까지 6~10회 정도 stroke 한 후 다시 원심 협측능각에서 원심면까지 3~4회 정도 stroke

※ 주의사항

1. 원심협측능각에서 근심면으로 진행할 때 근심협측능각부위에서 기구가 떨어지지 않도록 엄지손가락을 이용하여 기구를 돌려주면서 이동한다.

14. 상악 좌측 구치부 구개면

순서	분류		내용
자세	술자자세		환자전방 (7:00~8:00)
	환자자세		Supine position, 머리는 좌측으로 향함
기구잡는법			Modified pen grasp
손고정			인접 전방 치아의 교합면 손고정, 반대악(하악좌측)
시야확보			치경내면을 시술부위로 향하게 하여 시술부위가 밝게 보이도록 한다
조명등			구강 전방에서 바닥과 45도
치석탐지	기구선택		Explorer
	날 선정		인접면에 tip부분 삽입시 terminal shank가 치아장축에 평행
	탐지방법	적합	Terminal shank 치아장축에 평행, Tip의 측면으로 적합
		삽입	Tip의 등부분에서 접합상피의 저항이 느껴질 때까지 삽입
		동작	원심설측능각 → 구개면 → 근심설측능각 → 근심면까지 수직 or 사선방향으로 stroke 후 다시 원심설측능각 → 원심면 (인접면1/2까지 연장) "Feeling stroke"
치석제거	기구선택		치은연하: Gracey # 11/12, #13/14 치은연상: #35 Sickle scaler
	절단연 선택		작업부 하방 1/3을 치면 접합시 기구의 내면이 보이지 않아야 함(G)
	제거방법	적합	원심설측능각,치은상방, terminal shank 치면에 평행 (Gracey경우) 작업부하방 1/3 치면 접촉, curette의 toe는 근심면 향함
		삽입	삽입각도 0도, 날의 face를 치면에 부착시킨 상태에서 천천히 접합상피 까지 삽입
		동작	작업각도 60~70도, 짧고 (중)강한 측방압, 수직 또는 사선방향의 full stroke, 손, 손목-아래팔 모두 이용, 작업부하방 1/3항상 접촉, 원심설측능각에서 근심면까지 6~10회 정도 stroke 한 후 다시 원심 설측능각에서 원심면까지 3~4회 정도 stroke

※ 주의사항

1. 치경을 구강 안쪽에 너무 깊게 넣지 않도록 한다. 치경 손고정은 상악우측 견치 부위에 둔다.

15. 상악 좌측 구치부 협면

순서	분류		내용
자세	술자자세		환자측방 (10:30)
	환자자세		Supine position, 머리는 우측으로 향함
기구잡는법			Modified pen grasp
손고정			인접 전방 치아의 교합면 or 설면에 손고정, 반대악(하악좌측)
시야확보			치경or 왼쪽검지로 협점막을 retraction, 직접시진
조명등			구강 전방에서 바닥과 45도
치석탐지	기구선택		Explorer
	날 선정		인접면에 tip부분 삽입시 terminal shank가 치아장축에 평행
	탐지방법	적합	Terminal shank 치아장축에 평행, Tip의 측면으로 적합
		삽입	Tip의 등부분에서 접합상피의 저항이 느껴질 때까지 삽입
		동작	원심협측능 각 → 협면 → 근심협측능각 → 근심면까지 수직 or 사선방향으로 stroke 후 다시 원심협측능각 → 원심면 (인접면1/2까지 연장) “Feeling stroke”
치석제거	기구선택		치은연하: Gracey # 11/12, #13/14 치은연상: #34 Sickle scaler
	절단연 선택		작업부 하방 1/3을 치면 접합시 기구의 내면이 보이지 않아야 함(G)
	제거방법	적합	원심협측능각,치은상방, terminal shank 치면에 평행 (Gracey경우) 작업부하방 1/3 치면 접촉, curette의 toe는 근심면 향함
		삽입	삽입각도 0도, 날의 face를 치면에 부착시킨 상태에서 천천히 접합상피 까지 삽입
		동작	작업각도 60~70도, 짧고 (중)강한 측방압, 수직 또는 사선방향의 full stroke, 손, 손목-아래팔 모두 이용, 작업부하방 1/3 항상 접촉, 원심협측능각에서 근심면까지 6~10회 정도 stroke 한 후 다시 원심 협측능각에서 원심면까지 3~4회 정도 stroke

※ 주의사항

1. 입은 약간 다물게 하고 치면과 기구가 떨어지지 않도록 엄지손가락을 이용하여 기구를 돌려 주면서 이동한다.

16. 상악 우측 구치부 구개면

순서	분류		내용
자세	술자자세		환자측방 (10:30)
	환자자세		Supine position, 머리는 우측으로 향함
기구잡는법			Modified pen grasp
손고정			인접 전방 치아의 교합면 손고정, (기타 아래턱)
시야확보			직접시진, 원심 인접면은 치경사용
조명등			구강 전방에서 바닥과 45도
치석탐지	기구선택		Explorer
	날 선정		인접면에 tip부분 삽입시 terminal shank가 치아장축에 평행
	탐지방법	적합	Terminal shank 치아장축에 평행, tip의 측면으로 적합
		삽입	Tip의 등부분에서 접합상피의 저항이 느껴질 때까지 삽입
		동작	원심설측능각 → 구개면 → 근심설측능각 → 근심면까지 수직 or 사선방향으로 stroke 후 다시 원심설측능각 → 원심면 (인접면1/2까지 연장) "Feeling stroke"
치석제거	기구선택		치은연하: Gracey # 11/12, #13/14 치은연상: #34 Sickle scaler
	절단연 선택		작업부 하방 1/3을 치면 접합시 기구의 내면이 보이지 않아야 함(G)
	제거방법	적합	원심설측능각, 치은상방, terminal shank 치면에 평행(Gracey경우) 작업부하방 1/3 치면 접촉, curette의 toe는 근심면 향함
		삽입	삽입각도 0도, 날의 face를 치면에 부착시킨 상태에서 천천히 접합상피 까지 삽입
		동작	작업각도 60~70도, 짧고 (중)강한 측방압, 수직 또는 사선방향의 full stroke, 손, 손목-아래팔 모두 이용, 작업부하방 1/3항상 접촉, 원심설측 능각에서 근심면까지 6~10회 정도 stroke 한 후다시 원심설측능각에서 원심면까지 3~4회 정도 stroke

※ 주의사항

1. 치경을 구강 안쪽에 너무 깊게 넣지 않도록 한다. 치경 손고정은 상악좌측 견치 부위에 둔다.

APPENDIX 2

치면세마 요약

제1장 치면세마(Oral prophylaxis)

Ⅰ. 치면세마의 개념

1. 치면세마(Oral prophylaxis)★

구강병을 예방할 목적으로 치아의 표면에서 치아우식증과 치주병의 원인이 되는 치면세균막, 치석, 음식물 잔사, 외인성 색소 등의 국소적 요인을 기계적으로 제거하고 치아표면을 활택(괴사된 백악질 제거)하게 연마하는 행위

2. 치석제거술(Scaling) ★

딱딱한 물질을 긁어내거나 비늘을 벗긴다는 뜻으로 모든 치아의 표면에서 접합상피의 상부에 있는 치석을 제거하는 것

- Supragingival scaling: 치은연상 부착물 제거(Coronal scaling, Initial scaling)
- Subgingival scaling: 치은연하 부착물 제거

3. 치근면 활택술 (Root planing) ★

치근부위에 남아 있는 치석이나 미생물에 감염된 변성 백악질을 제거해 줌으로써 치근의 표면을 활택하게 하는 과정

Ⅱ. 치면세마의 목적 ★

- 치주병을 유발시키는 국소요인을 치아표면에서 기계적으로 제거
- 구강상태 청결유지
- 개인의 구강위생관리 동기부여
- 개인의 심미증진
- 구취 제거
- 불소도포 조건 갖춤
- 치면열구전색 조건 갖춤

1. 치면세마의 분류 ☆

(1) Class C

12살 이하의 어린이 환자로 유치열, 혼합치열을 가진 환자

(2) Class Ⅰ – 영구치

- 치은연에 가벼운 착색 및 치면세균막
- 하악 전치부 설면, 상악 구치부 협면에 치은연상치석을 가진 환자

(3) Class Ⅱ

- 치아 1/2 이하의 치은연상치석, 치은연하치석을 가진 환자
- 중등도의 치면착색 및 치면세균막 침착이 있는 환자

(4) Class Ⅲ

- 다량의 치면착색 및 치면세균막 침착이 있는 환자
- 치아 1/2 이상의 치은연상치석, 치은연하치석을 가진 환자
- Veneer subgingival calculus가 생김

(5) Class Ⅳ

- 깊은 치주낭 형성(5mm) 및 치아 동요가 있는 환자
- 심한 착색 및 치석 침착이 있는 환자
- 치아 1/2 이상 Veneer subgingival calculus가 생김

2. 치면세마의 기대효과

- 치주 조직이 치료되고 치은 염증이 없어짐
- 치주 조직이 재생 또는 회복
- 복잡하고 진전된 치주 질환 치료의 준비단계

3. 체계적인 치석제거 절차를 이용할 경우에 기대되는 효과 ☆

- 철저한 시술 가능
- 치료를 용이하고 민첩하게
- 시술시간 단축
- 환자에게 안정감
- 환자에게 신뢰감

4. 치석제거 후에 나타나는 균혈증(Bacteremia) ☆

- 균혈증: 혈류속에 박테리아가 존재하는 것

(1) 균혈증 발생에 영향을 미치는 요인

균혈증 현상은 수술이나 치석제거 시술 중 입은 외상정도와 직접관계

(2) 예방책

- 사전투약(Premedication): 세균성 심내막염, 선천성 심장질환, 류마티스성 환자, 악성당뇨병, 심장판막 이식
- 항균용액 양치: 구강 내 세균 수를 줄이기 위해 치료 전에 양치

제2장 침착물과 치아주위조직

Ⅰ. 침착기전

(1) 제1단계

무균상태의 후천성 엷은막

- 칫솔질이나 치면세마 수분 후에 법랑질 치면에 형성되는 0.05~0.8㎛의 엷은 피막
- 구강내 타액으로부터 형성되는 무세균 부착물로 산으로부터 법랑질의 부식을 보호

(2) 제2단계

무균상태의 후천성 엷은막에 미생물의 부착 및 성숙

- 미생물과 치은 박리세포, 백혈구 및 음식물잔사들이 피막에 부착 성숙되어 가는 과정
- 24시간 경과 후 Streptococcus mutans, Lactobacilli, Neisseria등의 호기성 구균과 간균이 80~90%차지
- 치면세균막의 성숙과정-호기성에서 혐기성 환경으로 변화
  - Veillonella, Leptotrichia 등의 혐기성세균 증가
- 6~10일이 경과되면 Spirochaeta, Vibrio등이 출현 G(-)균이 증가

(3) 제3단계

치면세균막속의 미생물들이 호기성 및 G(+)균에서 G(-)균으로 변화되는 단계로 치은조직에 염증 발생

Ⅱ. 침착물의 종류

1. 연성침착물(Soft deposit)

1) 후천성 엷은막(Acquired pellicle) ★

(1) 형성

glycoproteins이 가장 먼저 치면에 흡착하여 Pellicle을 형성

(2) 기원물질

- Supragingival pellicle: 타액
- Subgingival pellicle: 치은열구 조직액

(3) 분포

노출된 치면위나 보철물 또는 치석위에 형성되는 강인한 유기체의 막

(4) 두께

치은 가까이 두껍게 형성(0.1~0.5micron)

(5) 특징

- 박테리아 없음
- 치면연마 후 수분이내에 다시 형성
- 보호역할: 산을 막아주는 역할
- 세균, 세포탈락물질, 음식물잔사와 결합 → 치면세균막 형성의 핵 물질

2) 치면세균막(Dental plaque) ★

(1) 특징

- 치아 표면에 침착되어 있는 세균의 집합체
- 치주질환 특히 치은염을 야기하는 가장 중요한 요인
- 치석형성의 전단계 물질
- 착색제에 진하게 착색 → 확인: 치면착색제사용
- 주성분은 세균(치면세균막 1㎎당 108이상의 세균)
- 기계적인 청결작용(잇솔질, 스켈링)에 의해서만 제거

(2) 침착부위

치은변연부위 1/3, 치간부위, 상악〈하악치아, 거친 치면, 보철물 부착치아, 사용하지 않는 치아 교합면

(3) 분류

- 치은연상 치면세균막: 치은연 상부에 부착
- 치은연하 치면세균막: 치은연 하부 또는 치주낭 속에 부착

(4) 형성

Acquired pellicle + Bacteria 부착 및 증식 → 치면세균막(Matrix 형성)

(5) 구성물질

- 수분: 80%
- 유기질: 세균, 단백질, 지방, 탈락된 상피세포 등
- 무기질: (주)Ca, P, (소량)Mg, F, K, Na 등

3) 백질(Meteria alba) ★

- 치면착색제를 사용하지 않고서도 육안 관찰 가능. 부피가 크고 느슨하게 부착
- 치면세균막 위에 형성되며 살아있는 박테리아, 탈락상피, 파괴된 백혈구, 타액내의 단백질, 음식물찌꺼기의 잔사 등이 축적된 산물
- 백질아래의 치면이 탈회되거나 우식이 발생: 치면세균막이 원인
- 치경부 1/3측 치면이나 배열이 불량한 치아수복물, 치은표면에도 침착이 가능
- 칫솔질, 양치로 쉽게 제거

4) 음식물 잔사(Food debris) ☆

- 음식 저작시 구강내 세균과 함께 치면세균막, 치석을 형성하는 원인물질로 작용
- 치면세균막, 치아, 보철물, 치은위에 부착
- 당분을 함유한 음식은 치면세균막과 산을 만드는 박테리아와 함께 우식치를 만드는 역할
- 칫솔질, 양치로 쉽게 제거
- Self-clensing: 혀, 입술, 타액, 저작에 의해 청결작용

2. 경성침착물(Hard deposit)–치석 ★

1) 형성과정

Pellicle 형성 → Dental plaque 성숙 → 무기질화(Ca, P, Mg, F) → 결정체 형성(치석은 치면세균막이 타액과 치은열구 내의 Ca, P등 무기질이 침착 되어서 만들어진 것)

2) 구성성분

- 무기물(75-85%): Ca, Ca3PO4, Mg, Na, Cl, Fe 등(무기물 중 75%는 Apatite구조)
- 유기물(6~15%): 세균, 백혈구, 탈락세포 등(콜레스테롤, 지방산, 단백질 등 포함)
- 수분

3) 형성기간

- 치면세균막 형성: 4~8시간 후 → 석회화 시작
- 50% 석회화: 24~48시간 후
- 60~90% 석회화: 12일 후 → 모두가 석회화 되는 것은 아님

4) 치석의 분류

(1) 치은연상치석(Supragingival calculus)

① 위치: Gingival margin 위의 Clinical crown상에 위치

② 분포

- 가장 많은 곳: 타액선관이 개구하는 맞은 편 – 하악전치의 설면, 상악구치 협면
- 교합이 없는 치아의 치관부, 기능을 못하는 치아, 관리가 안된 치아 등
- 틀니, 치과 장치물들의 표면 위

③ 다른 이름

- Supramarginal calculus
- Extragingival calculus
- Coronal calculus: 해부학적 치관에 있는 치석
- Salivary calculus: 타액성 치석

(2) 치은연하치석(Subgingival calculus)

① 위치: 인접면 설면의 치근에 위치

- 이 치석은 치주낭의 바닥까지 이어지며 치주낭은 점점 깊어짐

② 분포

- 전체적 또는 국소적으로 퍼져있음
- 침착: Proximal surface 〉 Facial surface
- Supragingival calculus는 Subgingival calculus와 관계: 늘 같이 붙어 있음

③ 그 이외의 다른 이름

- Submarginal calculus
- Serumal calculus: 혈청성 치석

▷ 치석의 부착부위에 따른 분류 ★

구분	치은연상치석(Supragingival calculus)	치은연하치석(Subgingival calculus)
분포	• 치은변연을 따라 치경부에 위치 • 타액선 개구부에 심함	• 인접면, 설면의 치근에 위치 • 전 치아에 걸쳐 분포
색깔	• 백, 황색, 회백색	• 흑, 갈색
관찰	• 육안 관찰 가능	• 육안 관찰 불가
치밀도	• 쉽게 부서짐(진흙같은정도)	• 부싯돌 같이 단단함
진단	• 치면건조 후 육안관찰	• 치은변연 젖힌 후 기구이용 • 방사선관찰, 치주수술시 정확한진단
제거	• 기구로 간단 제거	• 기구로도 제거가 어려움
형성과정	• 타액(타액성치석)	• 치은열구의 삼출액(혈청성 치석)

4) 치석부착 형태에 따른 분류 ☆

① 단단한 덩어리형 치석(Crustaceous calculus)

- 색상: 흰색, 상아색으로 니코틴, 치아착색물과 함께 섞임
- 경도: 불완전한 석회화(주로 치은연상치석)로 제거시 덩어리져 떨어짐(불규칙한 형태)

② 선반형 치석(Ledge calculus)

- 색상: 연갈색, 진녹색
- 모양: 반지나 선반(Ledge) 모양
- 부위: 전체치아 or 치은연하에 부분적으로 침착

③ 베니어형 치석(Veneer calculus)

- 치석제거나 치근활택 후에 남겨져 있는 경우, 미세한 입자로 발견하기 어려움
- 치은연상, 치은연하

④ 과립형 치석(Granular calculus)

- 작은 조각, 점으로 눈에 잘 띄지 않음
- 치은연상, 치은연하

5) 치석을 확인하는 방법 ☆

① Mirror 이용

직접 볼 수 없는 부위를 치경을 비추어서 치석을 발견

② Explopser 이용

- 치은연하의 치석의 존재여부를 확인

- 치석이 없는 부위-탐침이 잘 미끄러지고 Smooth한 촉감
- 치석이 존재하는 부위-치석이 걸리는 느낌과 탐침이 미끄러지지 않고 부딪히는 느낌

③ Compressed air 이용
치아를 건조시킴으로써 타액에 의해 발견하지 못했던 치석 발견. 치은과 치아 분리로 치은열구내의 치은연하치석 발견

④ Radiographs 이용
X선 사진으로 치은연하치석의 위치 확인, 치석의 모양과 치조골의 높이 확인

Ⅲ. 치아의 착색과 변색(Tooth stains and Discolorations)

- 외인성 착색(Extrinsic stain): 치아의 외부면에서 발생
  → Scaling, Polishing에 의해 제거
- 내적인 변색(Intrinsic discoloration): 치아조직내에서 발생 또는 외부에서 발생하여 치아 조직이 착색되어 상아질 및 법랑질까지 변색됨
  → Scaling, Polishing에 의해 제거 안됨

1. 외적인 착색(Extrinsic stains) ☆

음식물 섭취나 약물 등에 의해 착색-법랑질 표면이 거칠거나 구강위생상태 불결시에 착색이 더 잘 됨

1) 비금속성 착색 ☆

① 황색 착색(Yellow stain)

- 나이에 관계없이 구강위생에 소홀히 했을 경우 발생. 음식물에 의해 착색

② 녹색 착색(Green stain)

- 초록 - 노란색의 착색, 소아에게 많이 발생, 대개 상악전치
- 순면의 치경부에 존재, 남자에게 더 많음

③ 검은선 착색(Black line stain)

- 치아의 순설면 치은연 부위의 연속된 검고 뚜렷한 선(1mm). 비흡연가와 여성 및 어린이에게서 많이 발생. 원인: 치은연 주위의 색소침착세포의 증식

④ 담배 착색물(Tabacco stain)

- 치아의 설면이나 열구 등에 단단한 암갈색 또는 흑색의 침착물. 흡연자에서 주로 발생, 치아의 변색 야기

⑤ 갈색 착색(Brown stain)

- 타액선이 분비되는 곳(상악 구치협면, 하악전치설면)에 나타나는 엷은 투명의 유기물 착색. 원인은 칫솔질을 하지 않거나 세치제 없이 칫솔질을 한 경우

2) 금속성 착색

- 동(구리)
- 은
- 니켈
- 금

- 철
- 수은
- 카드뮴

2. 내인성 착색

1) 무수치(Pulpless teeth)

- 혈액이나 치수조직의 출혈, 치근관치료 또는 괴사 등의 치수조직 분해결과로 인해 형성
- 연노란색, 청회색, 붉은 갈색, 흑갈색 또는 오렌지나 녹색으로 변색

2) 약물과 금속

- 치과용 아말감-수복물 주위의 치질내에 회색 또는 흑색으로 변색
- 치아와동시 $AgNO_3$의 사용은 치아를 검게 변색

3) 불완전한 치아형성

(1) 법랑질 형성부전증(Enamel hypoplasia)

- 흰 반점 또는 흰 소와를 가지며 맹출, 노란 갈색이나 회갈색이 나타난다.

(2) 치아 불소침착증(Dental fluorosis)

- 법랑질의 석회화 기간 중 불소이온이 2ppm이상 함유 음료수의 과잉섭취로 인해 발생한다.

- 흰 반점이 형성되어 맹출하며 갈색으로 침착(심한경우에는 패이거나 갈라짐)

(3) **유전성 상아질 발육부전증(Opalescent dentin)**

- 발육과정에서 odoatoblastic layer 결핍으로 비정상적인 발육의 결과. 반투명 또는 우유빛, 회색 또는 청갈색을 띰

(4) **항생제 복용(Tetracycline)**

- 테트라사이클린을 임신부가 복용시에 태반을 통해 태아의 치아발육에 영향을 주어 치아 변색 초래-밝은 갈색에서 흑갈색 또는 회색의 띠

Ⅳ. 치아주위조직

1. 치은(Gingiva)

치아와 치조골 사이에 부착된 구강점막의 일부로 중층편평상피로 덮혀진 결합조직

① 역할

- 치아의 유지, 보존, 저작, 교합력 유지 등

② 구성

- 상피조직: 40% (Oral epithlium 30%, Junction epithlium 10%)
- 결합조직: 60%

③ 치은의 육안적 소견

- 색상: Pink, Coral pink
- 인종, 나이, 혈관분포, 상피두께, 색소침착에 따라 차이

1) 치간치은, 유두치은(Interdental gingiva, Papillary gingiva)

유리(변연)치은 중 치아와 치아사이의 삼각형의 공간(Embrasure)을 채우고 있는 피라밋 모양의 치은

(1) 모양

① 순설면 방향: 삼각형

② 근원심 방향

- 전치부: 피라밋 형태
- 구치부: 말안장, 계곡모양(Valley)
- Col(각화안됨, 세균침입용이)

(2) 건강한 치은(Healthy gingiva) ☆

- 색상: 연분홍(Pinkish white), 창백한 분홍색(Pale pink)
- 표면: 귤껍질처럼 굴곡(Stippling)
- 질감: 견고하고 단단함
- 치간유두: 뾰족하고 날카롭게 채워짐
- 치은열구: 1~3mm이내

2) 변연, 유리, 비부착치은(Marginal gingiva, Free gingiva, Unattached gingiva)

① 치아의 치경부위를 둘러싸고 있는 두루마리(Collar) 모양의 치은

② V자 형태의 치은열구 존재(변연치은과 치아사이)

- 치아와 밀접하게 붙어있지 않고 떨어져 있어서 공기를 불어 넣거나 치주낭 측정기로 분리된 것을 확인 가능
- 치은열구(Gingiva sulcus): 변연치은의 내면과 치아사이의 분리로 형성되는 V자 형태의 공간(정상: 0~2mm)

3) 부착치은(Attached gingiva)

유리치은구를 경계로 변연치은과 연결되어 있으며, 단단하고 탄력성이 있으나 치조골에 단단히 부착되어 있는 치은. 치아지지의 중요한 역할

① 점채(Stippling)
- 오렌지 껍질같은 소와로 이루어짐
- 염증성 병변이 있을 경우 병변 유무 판정에 참고소견이 됨
- 정상인의 약 40%만 존재

2. 치주인대(Periodontal ligament)

치근을 둘러싸는 조직의 구성요소로 치조골과 치아를 일차적으로 연결시키는 교원섬유조직(섬유성분, 세포성분, 신경, 혈관, 림프계)

① 치주인대의 기능
- 물리적 기능(Mechanical function)
- 형성기능(Formative funtion)
- 영양공급기능
- 지각기능(Sensory function)

3. 백악질(Cementum)

- 치근의 대부분을 이루는 조직으로 치주인대가 부착되는 부위로서 치근을 둘러 싸는 석회화된 조직
- 치주인대와 치은섬유와 접해 있는 한 치근조면에서 계속 생성 가능

① 구성
- 무기질: 65%
- 유기질: 23%
- 수분: 12%

4. 치조골(Alveolar bone)

- 상하악의 악골중 치아를 둘러싸고 있는 골부위
- 저작등의 교합압 및 발음, 연하시 일어나는 치아에 대한 압력을 분산, 흡수하는 역할

제3장 치면세마의 기본원리

Ⅰ. 치면세마의 기본

1. 시술자와 환자의 자세

1) 시술자의 자세 ★

- 발-지면에 편한 상태로 놓음
- 대퇴부: 지면과 평행
- 등과 목: 가능한 한 곧게 폄(구부릴 때는 등과 목이 함께 구부림)
- 어깨: 편안한 자세로 지면에 평행
- 시선: 구강내 시술부위를 자연스럽게 내려다 봄(머리는 20도 이내로 구부림)
- 팔꿈치: 술자 양 옆에 편안한 자세로 높이는 환자의 구강에 맞춤
- 술자의 눈과 환자 구강과의 거리: 35~40cm

2) 환자의 자세 ★

(1) 환자머리

① 상악치료 경우

- 상악치아의 교합면이 바닥과 수직(Backrest가 지면과 평행)
- Headrest 아래로 기울임(환자의 턱 올라감)
- Dental light 는 환자 가슴위에서 상악을 향해 45도로 비춤

② 하악치료 경우

- 하악치아의 교합면이 바닥과 평행(Backrest가 지면과 평행)
- Headrest를 위로 조절(환자의 턱 내려감)
- Dental light 는 환자 구강위에서 하악을 향해 90도로 비춤(Dental light와 환자구강과의 거리 60~90cm)

(2) 환자의 자세(Patient position)의 분류 ★

① Upright position(수직자세)

Chair를 조절할 때 가장 기본이 되는 자세: 불소국소도포, 인상채득 및 구강방사선 촬영

② Semi-upright position(경사자세)

심혈관계나 호흡기 질환이 있는 환자에게 요구되는 자세

③ Supine position(수평자세)

환자의 머리와 무릎이 같은 높이로 위치, 환자는 지면과 평행한 상태

④ Modified -supine position(변형수평자세)

하악의 교합면이 바닥과 거의 수행(등받이와 Head rest를 20도 정도로 조절): 하악치료 시 주로 사용

3) 시술자의 위치(Position) ☆

(1) 7~8시 방향(전방) Front position

- 술자의 얼굴 방향: 환자의 오른쪽에서 얼굴을 마주보고 앉음
- 술자의 손의 위치: 양손이 모두 환자의 오른쪽에 위치
- 술자 다리위치: Backrest 부위를 향함

- 해당치면: 하악전치부 순면과 설면 중 시술자 가까운 면, 하악 우측 구치부 협면, 하악 좌측 구치부 설면, 상악 전치부 순면, 상악우측 구치부 협면, 상악 좌측 구치부 설면

(2) 9~10:30 방향(측방) Side position

- 술자의 얼굴 방향: 환자의 오른쪽 귀가 있는 부위를 보고 앉음
- 술자의 손의 위치: 양손이 모두 환자 오른쪽에 위치
- 술자의 다리위치: 무릎을 backrest 밑으로 넣고,왼쪽 귀를 향함
- 해당치면: 하악 우측 구치부 설면, 하악 좌측 구치부 협면, 상악 우측 구치부 설면, 상악 좌측 구치부 협면

(3) 11~12시 방향(후방) Back position

- 술자의 얼굴 방향: 환자 오른쪽 어깨 부위에서 환자 footrest를 향해 앉음
- 술자의 손의 위치: 오른손은 환자 오른쪽, 왼손은 환자 왼쪽
- 술자의 다리위치: Dental chair 의 Footrest를 향함
- 해당치면: 하악전치부 순면과 설면 중 시술자와 먼 면, 상악 전치부 순면과 구개면 중 시술자와 먼 면

4) 술자, 협조자의 범위 ☆

- 술자범위(Operator's area): 7:00~12:00 Position
- 협조자의 자세: 보조자의 눈높이는 술자보다 10~15cm 정도 높게 위치시킴
- 보조장비 범위(Static zone): 12:00~2:00 Position
- 협조자의 범위(Assistant's area): 2:00~4:00 Position
- 기구교환 범위(Rransfer zone)-4:00에서 7:00 Position

2. 기구의 부분적인 명칭

1) 작동부(Working end) ★

치아면에 부착된 침착물을 제거하는데 직접적인 역할을 하는 부분(날, blade)

- 작동부의 단면도 모양에 따라 기구의 이름과 용도를 분류
  (삼각형–Sickle scaler, 반원형 또는 스푼형–Curettete scaler, 장방형 또는 직사각형–Hoe, Chisel, File scaler, 원통형–Explorer, Periodontal probe)
- 작동부의 부분적 명칭: Face, Lateral Surface, Back, Cutting edge, Tip
- Single-ended instrument: Working end 가 Handle의 한쪽에만 있는 경우
- Double-ended instrument: Working end 가 Handle의 양쪽에 있으며, 대개 쌍으로 된 Contra angle로서 Working time 단축
- 대부분 paird, Working end의 모양이 전혀 다른 Unpaired
- Replaceable instrument
  - Working end와 shank가 붙어 있어서 (Replaceable tip), Handle과 나사로 연결시켜 사용
  - Cone-socket handle에 여러 모양의 tip을 사용, 경제적(파손시 Tip만 교환)

2) 연결부(Shank) ★

Handle과 Working end를 연결시키며 Working end가 치면에 잘 접촉되도록 중간역할

- 모양: Straight shank(전치부), Angled shank(구치부 1번 or 2번 굴곡: 좌우 1쌍)
- Terminal shank(=lower): Working end에 가장 가까운 경부
- Shank의 길이와 각도: 치아표면에 대한 Working end의 접근을 결정

3) 손잡이(Handle)

- 기구를 잡는 부분, 타원형 및 팔각형의 모양, 기구표면은 미끄러지지 않도록 무늬가 있음
- 무게-속이 빈 손잡이(피로 감소 및 진동전달이 정확함)
  굵기: 8~9mm
  길이: 15cm

Ⅱ. 치면세마의 순서

1. 기구 잡는법(Instrument grasp) ★

기구를 올바르게 잡는 것은 환자와 시술자에게 안정감을 주는 요인. 기구를 잡을 때 주는 강 약의 조절은 치아의 부착물을 찾아내는데 있어 촉감을 증가시킴

(1) 표준연필잡기법(Pen grasp)

- 가장 손쉬운 형태로 펜이나 연필을 쥐는 것과 같은 방법
- 치석제거나 치근활택술을 하기에는 불안정한 방법

(2) 변형연필잡기법(Modified pen grasp) ★

변형된 Pen grasp 방법으로 가장 능률적이며 안정성이 있는 방법-전달감이 좋으며 치석제거나 치근활택, 치주낭측정시에 사용(엄지와 검지의 내면으로 잡되 엄지와 검지가 서로 닿지 않도록 함. 중지의 내면으로 연결부를 가볍게 받쳐 줌)

(3) 손바닥 잡기법(Palm - Thumb grasp)

- 손바닥으로 기구를 감싸듯이 쥐는 방법
- Air sying나 Rubber dam forcep등의 큰 기구를 견고하게 잡을 때 사용
- 기동성과 촉감이 떨어지고 치석제거나 치근활택술시에는 사용하기 어려움

2. 손고정(Fulcrum, Finger rest) ★

(1) 손고정

기구를 움직일 때 기구의 조절이 용이하도록 안정된 지레 받침점을 주는 것(침착물 제거시 힘의 지점으로 작용하기 때문에 침착물 제거가 효과적임)

① 의의

- 치아 주위조직에 손상을 주지 않고 기구사용
- 술자의 손에 피로도 감소
- 손과 기구를 움직일 때 안정감 유지
- 치료시 환자에게 안정감

② 손고정의 적합성

- 개구시 입의 크기, 치아 존재 유무, 치료 부위등 환경요인에 의존

(2) 손고정의 종류

- 구강 내 손고정(Intraoral finger rest): 치료하는 치아에 가능한 가깝도록 위치
- 동일한 악(Same arch), 동일상한(Same quadrant)의 치료받는 치아나 인접 전방 치아

- 구강 외 손고정(Extraoral finger rest): 구강내가 아닌 환자의 얼굴(턱, 입술 뺨)에 손 고정. 구강외 손고정은 고정시 피부가 밀리므로 안정감이 없고 위험

3. 기구적합(Adaptation) ★

Stroke하기 전단계로 기구의 작동부를 치면에 대는 동작으로 작동부 날(blade)의 1/3(Tip third)을 치면에 적용하는 것

4. 기구삽입(Insertion) ★

기구를 가볍게 잡고 내면이 치면을 향하도록 하여(0도) 접합상피의 저항이 느껴질 때까지 치 근단 쪽으로 삽입

5. 기구각도(Angulation) ★

- 동부의 내면과 치면이 만나서 이루는 각도
- 치석제거시의 각도는 45도 이상 90도 이하
  - 폐쇄된 각도(Closed angulation): 45도 이하

- 이상적인 각도Iideal angulation): 70도 정도
- 열린 각도(Open angulation): 90도 이상

6. 기구동작(Activation, Stroke) ★

기구의 작동부가 치아표면을 따라 움직이는 동작

1) 사용목적에 따른 분류

① 탐지동작(Exploratory stroke)
탐침처럼 기구의 끝부분으로부터 가벼운 촉각적 작용을 하는 것으로 가늘고 섬세한 끝을 통해 손에 전달되는 진동을 이용하여 치석의 양과 분포 상태를 감지

② Working stroke
구강내 침착물을 제거하고 치근면을 활택하는데 사용하는 동작으로 치아의 측면에 적절한 압력을 주는 Stroke

2) Scaling stroke 의 방향에 따른 분류

① Vertical stroke
치아의 장축과 평행하게(전치부, 구치부 인접면)

② Horizontal stroke
치아의 장축과 수평방향으로

③ Oblique stroke

치아의 장축과 대각선방향으로(구치부 협·설면)

④ Circular stroke

1~2mm직경으로 약한 압력으로 원을 그리 듯한 방향으로

3) Pull stroke과 Push stroke

① Pull stroke

- 침착물의 기저부에서 치아의 절단연이나 교합면을 향하여 끌어 당기는 동작
- 침착물제거시 가장 많이 사용

② Push stroke

- 침착물에 대고 상피부착부나 치은쪽으로 기구를 미는 동작
- 치은에 외상이나 침착물의 잔사가 남을 수 있음(Chisel scaler사용시)

Ⅲ. 치석제거기구

1. 구강검사 기구

1) 치경(Mouth mirror) ★

- 직접시진이 불가능할 때 비추어보거나 간접시진, 조직을 젖힐 때, 간접조명 등에 사용
- 치경은 작동부, 연결부, 손잡이로 구성됨. 작동부는 교체해서 사용가능
- 실물과 같은 크기로 볼 수 있는 Front surface mirror를 사용함

(1) 치경의 크기

직경: 1.9~4cm로 다양. 성인은 2cm, 어린이는 1.5cm

(2) 치경의 용도

① 간접 관찰(Indirect vision)

치경의 주된 목적은 구강구조에 대한 간접적인 관찰: 상은 역상

② 조명과 투사광선(Illumination & Transillumination)

치경은 구강내의 조명이나 투사광선으로 빛이 반사하여 더욱 밝게 해주므로 정상 또는 비정상적인 상태를 살펴보기에 효과적

③ 당김, 젖힘(Retraction)

치경은 시술자의 반대편 손에 Modified pen grasp로 뺨, 입술, 혀 등 구강내 조직을 잡아당겨 시야를 확보

(3) 사용법

치경사용시 변형연필잡기법으로 잡고 치아, 턱 또는 뺨 등에 손고정. 협점막을 너무 세게 당기거나 구각부에 압력을 가하지 않도록 하고 치은을 누르거나 구강내에 넣고 뺄 때 치아에 부딪히지 않게 함

- 치경이 흐려진 경우
  - 환자에게 코로 숨을 쉬게 함
  - 협점막에 치경을 닦음
  - 더운물 또는 합성세제로 닦음

2) 탐침(Explorer) ★

감지능력이 좋도록 디자인된 기구로 작동부는 가늘고 유연하며 가장 예민한 촉감인지

- Point: Working end의 가장 끝
- Tip: Point의 1~2mm

(1) 종류

선택: 작업, 기구의 적합성, 개인의 선호

① Orban type explorer #17(= Periodontal pocket explorer)

- 모든 치면에 사용. Shank를 치아장축에 평행하게 하고 Exploratory stroke
- 치은연하치석, Line angle의 굴곡면, 깊은 치주낭, Furcation의 치석 발견시

② Pig tail explorer 또는 Cow - Horn explorer

- 굴곡되고 짧다. 쌍으로 되어 있으며 Doble end로 되어있음
- Overhanging margin, 치아우식증 관찰(치주낭 탐지 불가)

③ Shephard's hook explorer #23

- 갈고리 모양: 치은연상치석, 소와나 열구 및 원심면 우식증, 충전물의 변연관찰

④ 3A Explorer, #3, Hu-friedy

- 길고 송곳처럼 뾰족: 치은연하치석(치주낭속 치석), 치아우식증 발견

⑤ 11/12 Explorer

- 치석탐지에 주로 사용, Shank 길이가 길고, 복합적인 각도를 이루고 있어 깊은 치주낭 접근 용이

(2) 사용용도

- 우식병소 존재 여부
- 잉여접착제 제거
- 치면세균막 부착여부
- 음식물 잔사 제거
- 충전물의 결합여부
- 치석의 위치와 정도

(3) 사용방법

① 적합(Adaptation)

삽입 전단계로 tip의 측면(1~2mm)이 유리치은연 바로 위에 접촉하여 위치한 것임.

- 올바른 Working end를 선택한 후 기구조작 할 인접치아에 손고정
- Working end의 Point 중앙부위에서 탐지할 부위쪽으로 향하게 함
- 치주낭이나 열구내로 삽입하기 전에 부위가 구치에서는 원심협(설)측 능각, 또는 전치에서는 순(설)면의 중앙부위에서 탐지할 부위쪽으로 향하게 함
- 치주낭이나 열구내로 삽입하기 전에 Explorer tip의 한쪽 측면이 유리 치은연의 바로 위에서 치면에 부착되도록 위치시킴

② 삽입(insertion)

Explorer tip(1~2mm)의 측면을 부착시킨 상태로 Tip의 Back 부위가 접합상피를 향하게 하여 수직방향으로 가볍게 천천히 삽입

③ 탐지(Exploratory stroke)

Exploratory stroke은 치주낭이나 치은열구 내에서 치은연 바로 아래에서 접합상피까지 tip 측면을 치면에 부착시킨 상태로 Pull and Push stroke을 통하여 치근면의 상태를 촉각으로 검사 하는 과정

3) Pincette

① 형태

- Handle과 working end 부위가 빗살무늬로 되어 있음

② 용도

- Disclosing solution이나 Gingival medicaments 용액을 바를 때
- Cotton roll, Cotton pellet 등을 넣고 꺼낼 때

③ 사용법

- Pen grasp로 잡고, 필요에 따라 Finger rest 함

2. 치주낭 측정기(Periodontal probe) ★

치주검사에 사용되는 가장 기본적인 기구로 치은열구의 깊이와 Pocket의 위치 측정, 치은 출혈, 조직의 특성 등을 파악 → 직사각형, 타원형, 원형 등

1) Probe 종류 - 제조회사에 따라 모양이 조금씩 다름

- Williams probe(round): 1, 2, 3, / 5, / 7, 8, 9, 10-2mm 눈금 표시
- Goldman - Fox probe(flat): 1, 2, 3, / 5, / 7, 8, 9, 10-Tip이 Flat
- Michigan - O -probe: 3, 6, 8-tip이 round
- Marquis probe: 3, 6, 9, 12-end부분 다른 색상
- Nabers probe: 1, 2, 3, / 5, 6, 7, 8, 9-Tip이 Curve(치근이개부검진)
- WHO probe: 끝이 0.5mm 지름의 Ball로 이루어져 있고 3.5~5.5mm 부위에 착색

▪ 치은 열구 삽입이 쉽고 기구동작시에 환자가 편안함. 치은연하치석이나 과잉변연을 찾기가 편리

2) 측정부위

① 6부위 측정법: 한 치아당 6부위 측정
(원심협측능각, 협측 중심부, 근심협측능각, 원심설측능각, 설측중심부, 근심설측능각)

② 4부위 측정법: 한 치아당 4부위 측정
▪ 부위: 근심인접면, 협측중심부, 원심인접면, 설측중심부
▪ 부위: 근심인접면, 설측중심부, 원심인접면, 협측중심부

③ 2부위 측정법: 협·설면의 가장 깊은 부위의 점수를 기록

3) Probe 의 사용용도 ★

① 치주낭(Periodontal pocket)의 깊이 측정
치주낭의 깊이는 치은연에서 접합상피까지 측정

② Probing시 치은 출혈 확인
Probing시 치은 출혈은 초기 치주질환 상태를 나타내는 중요한 표시, 치은 출혈 유무는 probing 후 약 30초 후 판단

③ 치은퇴축(Gingival recession) 측정

백악-법랑 경계부위(CEJ)에서 치근단 쪽으로 감소한 길이, 백악-법랑 경계 부위에서 치은 연까지의 길이 측정

④ 치은 증식(Gingival swelling) 측정

백악-법랑 경계부위(CEJ)에서 치관 쪽으로 증식한 상태, 치은연에서 백악-법랑 경계부위까지 측정

⑤ 임상적 부착소실(Clinical attachment loss) 측정

백악-법랑 경계부위(CEJ)에서 접합(부착)상피까지의 길이 측정(치주낭깊이와 치은퇴축 둘 다 포함)

- Clinical attachment loss = Recession 부위 + 치주낭 깊이
- Clinical attachment loss = 치주낭 깊이 – Swelling 부위

⑥ 부착치은의 폭 측정

치은연에서 치은–치조점막 경계부까지 길이 측정하여 치주낭의 깊이를 뺀 길이가 부착치은 폭경

4) 사용원칙★

① 기구삽입시 치아장축에 평행하게 하고 가벼운 압력을 가하면서 접합상피로 이동

② 측정하는 동안 기구는 치면과 계속 접촉함

③ 치석이 있을 경우 작은 치석은 기구를 치석위로 통과시켜 측정, 큰 치석은 제거 후 측정

④ Walking stroke: 한 걸음씩 걷는 느낌으로 치주낭 내에서 작업부를 1~2mm 폭으로 이동

⑤ Walking stroke 의 장점

- Gingival margin 손상이 적음
- 환자가 통증을 덜 느낌
- 치면의 구조파악에 효과적
- 시간이 단축

5) 측정방법 ★

① Probe는 변형연필잡기법으로 잡고 측정할 치아 인접치아에 손고정

② 적합(Adaptation): Probe tip 끝면이 접합상피를 향하고 Probe tip(1~2mm)의 측면을 구치부에서는 협·설면의 원심능각부위, 전치부위에서는 순·설면의 중앙부위의 유리치은연 바로 위쪽 치면에 접합

③ 삽입(Insertion): probe tip(1~2mm)의 측면을 접합상피가 느껴질 때까지 삽입. 인접면은 Probe handle 부위를 치면에서 약간 먼쪽으로 기울여서 Col부위까지 삽입

④ 동작(storke): 가볍게 걸음을 걷듯이 Probe tip(1~2mm)의 측면을 계속 부착시킨 상태에서 가능한 한 Sulcus 또는 Pocket 내에서 Walking stroke

- 전치부: 순 · 설면 중앙 → 술자와 가까운 쪽 또는 술자와 먼쪽에 위치한 면의 인접면
- 구치부: 원심협 · 설능각 → 중앙 → 협 · 설근심면 col → 원심협 · 설능각 → 협 · 설근심면 col

3. Scaler의 종류 및 용도

1) Sickle scaler ★

(1) 형태

- 내면과 측면이 만나서 2개의 절단연(Cutting edge) 형성. 날카롭고 예리한 끝(Point)
- 2개의 측면이 만나 날카로운 배면(Back) 형성
- 내면과 측면이 이루는 각: 70~80도, 내면과 Terminal shank와의 각도: 90도
- 전치부(Straight shank), 구치부(좌우 쌍으로 된 Angle shank)

(2) 용도

- 치은연상에 부착된 다량의 치석 제거
- 연상치석과 연하치석이 연장되어 부착시 치은연하치석 제거시 사용
- 깊은 연하치석은 사용 못함: 절단날이 크고 두꺼우므로 잇몸외상 및 백악질 손상

(3) 사용법

- 변형연필잡기법으로 잡고 작동부의 1/3을 치면에 적합시키고 인접치아에 손고정
- 치석제거시의 내면과 치면과의 각도는 45도 이상 90도 이하(70~80도가 가장 좋음)
- 기구동작은 사선방향, 치아장축방향(수직)으로 Short-pull stroke

(4) Scaling시의 치면분할

① 전치부

- 치경부 중앙에서 근심쪽으로 7~10번, Vertical 또는 Oblique storke
- 치경부 중앙에서 원심쪽으로 7~10번, Vertical 또는 Oblique storke(short & overlapping stroke)

② 구치부

- 원심능각(Disto-line angle)에서 근심면으로 10~12번, Vertical 또는 Oblique storke
- 원심능각(Disto-line angle)에서 원심면으로 5~7번, Vertical 또는 Oblique storke (Short & Overlapping s.)

2) Curette ★

(1) 형태

- 깊은 치주낭이나 치근분지부 병소가 있는 치주환자의 치근활택술에 매우 효과적
- 다른 기구에 비해 조직에 외상이나 치면을 깍아내는 경우가 적음
- 두 개의 절단연이 만나 둥근 끝부분(toe)을 이룸: 치은연하에서 치면에 잘 적합
- 손잡이 크기, Shank의 길이, 손잡이의 각도 및 강도, 날의 크기 및 각도 등이 다양
- universal curette과 Gracey curette 두가지 형태

(2) 용도

- 치은연하치석제거, 치근활택에 매우 좋은 기구
- 치은변연에 근접한 미세한 치석제거
- 치주낭이나 치은낭 내부벽의 병든 조직 제거
- 다른 기구에 비해 조직에 외상이나 치면을 깍아내는 경우가 적음

(3) 사용원칙

- 기구는 변형연필잡기법으로 잡고 시술치아 또는 인접치아에 손고정
- 날이 치아면에 0도인 상태에서 치은연하부에 삽입
- 날의 각도는 45도 이상 90도 이하
- 침착물제거는 교합면을 향해 사선방향 또는 수직방향으로 중첩동작

(4) 종류

① Universal curette

- 치아의 모든 표면에 적합한 모양을 가졌다는 뜻이며 2개의 절단연 모두 사용 가능
- 날의 내면과 terminal shank가 90도를 이룸
- 연결부의 길이와 각도에 따라 각도가 작고 길이가 짧은 것-전치용
- 각도가 크고 길이가 긴것-구치용으로 사용
- 부분적인 명칭: Tip-third, Middle third, Shank third

② Gracey curette: Area specific curette

Dr. Clayton H. Gracey의해 고안된 기구. 치은연하 치석제거와 치근활택에 적합

ⓐ 형태

- 부위별로 특수하게 고안되어 있음
- 날이 오프셋(Offset)이고 한쪽의 절단연만 사용
- 두 개의 면으로 기울어짐(날 끝과 측면)
- 9개의 기구가 1set-1~18번까지 구성
- 날의 내면과 Terminal shank가 60~70도

ⓑ 종류

- 1/2, 3/4: 전치
- 5/6: 전치, 소구치
- 7/8, 9/10: 구치부의 협면, 설면
- 11/12: 구치부의 근심면
- 13/14: 구치부의 원심면
- 15/16: 구치의 근심면
- 17/18: 구치의 원심면

ⓒ 사용원리

- 날의 내면을 바닥과 평행하게 하고 날의 내면을 내려다 봄
- 날의 측면이 휘어졌는지 살펴봄
- 기울어진 절단연이 올바른 절단연
- 치면에 날을 적합시애 날의 내면은 치면을 향함

ⓓ 사용법

- 올바른 절단연을 선택하여 Terminal shank가 치아장축에 평행
- 날이 치아면에 0도 인 상태에서 치은연하부에 삽입
- 작업각도는 60~70도(날의 Toe-third: 1/3 만 사용)

▣ Universal curette과 Gracey curette의 비교 ★

	Universal curette	Gracey curette
사용 부위	하나의 큐렛이 모든 부위와 치면에 사용	기구 번호별 특정부위와 치면에만 사용
연결부와 날 내면과의 각	날의 내면이 연결부에 대해 90도 경사	날의 내면이 연결부에 대해 60~70도 경사
절단연의 사용	두개의 절단연 모두 사용	바깥쪽의 긴 절단연 만을 사용
절단의 만곡	날이 위(끝면)로 휘어져 있으며 옆(측면)쪽으로 휘어지지 않았음	날의 위(끝면)와 옆(측면)쪽으로 휘어져 있음

③ Afterfive curette

- Gracy curette보다 Terminal shank의 길이가 3mm 김(깊은 치주낭 접근 가능)
- Terminal shank의 직경이 커지고 날이 더 가늘어짐
- No.9, 10이 없으며 Gracy curette 번호와 일치

④ Minifive curette

- Terminal shank는 길어지고 blade의 길이가 50%가 짧은 것
- Gracy나 afterfive로 시술이 어려운 부위의 조직을 거의 밀어내지 않고 접합상피에 상처를 주지 않으면서 Storke(좁고 깊은 치주낭을 가진 환자)
- No.9,10이 없으며 Gracy curette 번호와 일치

3) Hoe scaler ☆

(1) 형태

- Terminal shank와 날의 내면은 99~100도를 이룸
- 하나의 절단연을 가지고 단면은 직사각형
- 절단연은 내면에 대해 45도로 경사져 있음
- 전치용: 직선형의 연결부, 구치용: 긴 만곡형의 연결부

(2) 용도

- 대량으로 부착된 치은연상치석을 제거하는 데 사용
- 작동부가 커서 치주낭내에의 단단한 치석이나 인접면의 치석을 제거하기 어려움
- 잇몸조직이 느슨하고 유연할 때 치은연하에 부착된 치석을 제거할 수 있음
- 치은연하에 hoe를 사용했을 때 나타나는 현상
  - 치은낭에 두꺼운 작동부를 삽입하므로 치은낭이 팽창
  - 치은낭 기저부에 도달하기 힘들고 치은에 상처유발

(3) 사용법

- Blade가 치아면에 단단히 접촉하게 하면서 Hoe를 치석침착물 하단에 놓음
- Shank와 절단연의 전체가 치면과는 닿아야 하며 치석제거동안 치면과 밀착되어야 함
- 날의 각도를 90°로 하고 치아에 압력을 가하면서 수직방향의 동작으로 끌어당김

4) Chisle scaler ☆

(1) 형태

- 절단연은 하나이며 곧고 편평함
- 절단연은 내면에 45도로 경사되어 있고 단면은 직사각형

(2) 용도

- 전치부 인접면에 부착된 치석을 제거
- 특히 하악 전치부 설면에 부착된 큰 덩어리 치석 제거

(3) 사용법

- Modifide pen grasp 또는 Palm-thumb grasp로 잡음
- 손고정은 치아의 전방부위(시술할 치아 절단연)로 하고 연결부는 치아장축에 수직되게 하여 절단연 전체가 치면에 접촉
- 순면에서 설면으로 미는동작(Push stroke)을 사용
- Chisel 사용 후 Sickle이나 Curette으로 마무리

5) File scaler ☆

(1) 형태

- 절단연이 여러개로 이루어짐
- 절단연과 연결부는 90~105도로 만남
- 전치용: 곧은연결부, 구치용: 연결부의 각이 크고 굽은 것
- 절단연의 단면은 장방형 또는 직사각형

(2) 용도

- 다량의 단단한 치석을 깨뜨리고 부술 때
- 노출된 치근의 활택
- 최후방 구치의 원심면에 돌출된 치석 제거시

(3) 사용법

- 기구는 변형연필잡기법으로 잡음
- 시술하는 인접치아에 손고정
- Terminal shank가 치아장축에 평행하게 하여 치은연 상방에 위치
- 치은연하로 삽입하여 당기는 동작으로 제거(반복동작)
- Curette으로 마무리

▣ 스켈러의 형태 및 기구동작 비교 ★

	Sickle	Universal C.	Gracey C.	Hoe	Chisel	File
절단연 (cutting edge)수	2	2	2(1)	1	1	여러개
단면	삼각형	반원형	반원형	직사각형	직사각형	직사각형(장사방형)
연결부와 내면이 만나는 각	90	90도	60~70	99~100도	45도	90~105도
기구동작	Pull	Pull	Pull	Pull	Push	Pull & Push

제4장 초음파 기구 조작법

Ⅰ. 초음파 및 음파 치석제거기구

1. 초음파 Scaler ★

1) 개요

- 고주파 전류를 자기력이나 압전기 변환기를 통해 기계적인 진동으로 바꿈
- 전기적 에너지를 미세한 진동 에너지로 바꾸는 원리를 응용하여 제작한 동력 치석제거기구(24,000~42,000cycle)

2) 구조 및 장치(초음파 unit)

(1) 발진기

60㎐의 전류를 25,000㎐ 이상으로 증폭시켜 고주파 전류 생성

(2) 변환기

고주파 전류를 기계적 진동으로 변환

- 자기변형식 초음파 기구(Magnetostrictive ultrasonic instruments)
- 피에조 전기식 초음파 기구(Piezoelectric ultrasonic instrments)

(3) Insert tip

- 기계적 진동을 시술부분에 전달
- Tip은 치아 장축에 평행하거나 15도 이내의 각도로 삽입
- 직각방향으로 대거나 너무 과도한 압력으로 치면을 압박하면 치면에 손상을 초래함
- 마모된 기구는 치면에 손상을 줄 수 있으므로 빨리 교체

(4) 물의 역할 ★

- 작동부 냉각
- 침착물제거
- 시술부위의 시야확보
- 시술 후 염증상태를 회복, 치유시킴
- 치은 맛사지 효과
- 항세균 효과

3) 적응증 ★

- 다량의 치석과 착색물 제거
- 초기 치은염 예방
- 지치주위염시 치아주위의 청결
- 치은연하의 세균, 궤양조직 및 불량육아조직 제거
- 치은소파술을 할 환자
- 부적절한 변연을 가진 아말감 충전물 제거
- 교정용 band 및 과잉 cement을 제거

4) 금기증 ★

- 지각과민 환자
- 에어로졸이나 오염된 물에 의한 감염가능성이 높은 환자(비조절성 당뇨면역억제자)
- 인공심장 박동기 장착 환자
- 전염에 민감성을 가진 환자(결핵, 간염, 호흡기감염, 유행성감기)
- 호흡기 또는 폐질환 호흡곤란 환자
- 발육중인 어린이나 석회화가 덜된 치아
- 구토반사나 연하에 문제가 있는 환자

5) 장점 ★

- 큰 덩어리의 치석 및 침착물 제거에 용이
- Tip에는 절단연이 없으므로 조직에 상처가 적음
- 치은조직의 맛사지 효과
- 정확하고 강한 손 고정을 요구하지 않음
- 물 분사로 인해 세척되므로 시술 부위를 확인
- 환자와 술자의 피로도 감소
- 기구조작이 간편

6) 단점 ★

- Tip을 부적절하게 사용하면 치근면에 손상
- 치석제거 중 촉감을 느끼기 어려움

- 오염된 Aerosol이 발생
- 분사되는 물 때문에 치경사용이 좋지 않음
- 세밀한 치석제거에는 부적합
- 성장조직 중의 어린이 사용불가
- 치은연하의 치석제거의 어려움

7) 작동 순서(B) ☆

- 초음파의 Unit의 전원 및 수원을 연결하고 물 조정 장치 작동
- 소독된 Handpiece를 튜브에 연결
- Handpiece의 페달을 밟아 계속 물줄기를 흘러나오게 함 → Unit에 존재할 수 있는 세균 수를 감소시키고 오염된 물을 모두 배출하기 위해서 3~5분간 실시
- 멸균된 Insert Tip을 연결
- 동력과 물세기를 조절: 물이 미세한 안개 모양으로 분무되도록 함 → 만약 물이 불충분하면 치수에 손상

8) 동작 ☆

- Modified pen grasp로 잡고 Finger rest를 함
- 각도는 15도 이내 → 침착물 위를 약한 압력으로 지나가도록 함
- Tip은 일정한 동작으로 한 곳에 오래 머물지 않도록 하여야 치면이 손상되지 않음
- 환자가 과민함을 느낄 때
- Insert tip의 각도 확인
- Insert tip의 동작을 바꿈

- 다른 치아를 먼저 함
- Insert tip으로 치아에 동력을 주지 않음

9) 평가 ☆

- 완전하게 침착물이 제거되었는지는 Explorer로 치면을 관찰
- 수기구(Hand instrument)로 마무리

▣ 초음파scaler와 수용scaler의 차이점 ★

	초음파 Scaler	수동 Scaler
침착물제거	단단하고 큰 침착물 제거용이 (시술시간 짧음)	단단하고 큰 침착물 제거하기 어려움 (시술시간 김)
작업단	크고 둔함	예리함
압력	치면에 압력이 적음	치면에 많은 압력이 가해짐
기구각도	치아장축 평행(15도 넘지 않게)	치면에 45도 이상 90도 이하로
항세균효과	물 분사로 치주낭세척 및 항세균효과	치주낭에 침착물 잔존(항세균효과 없음)
공동현상	공동현상 있음	진동효과 없음
기구동작	치면을 쓸어내리듯이	긁어서 제거

Ⅱ. 치근활택(Root planing)

1. 정의 ★

치근부 표면에서 치면세균막과 묻혀있는 잔존치석, 미생물에 감염된 백악질을 제거하며 치근의 거친면을 평활하고 활택하게 하는 술식

2. 목적★

- 치주병인균들을 억제 혹은 제거하여 건강한 상태의 세균성으로 전환
- 염증성 혹은 화농성 치주낭을 제거하여 건강한 치은조직 형성
- 깊은 치주낭을 얕게 하여 건강한 치은조직 형성
- 건강한 결합조직 부착과 상피접합이 이루어 질 수 있는 치면 형성

3. 적응증

- 치은염 및 얕은 치주낭
- 외과적 처치의 전 처치
- 내과 병력을 가진 전신질환자
- 진행된 치주염
- 유지 관리 처치

4. 금기증

- 치면세균막 조절을 잘 하지 못한 환자
- 치주낭이 깊거나 골 파괴가 심한 경우
- 극도의 지각과민 환자
- 급성 치주염

제5장 구강진료실의 장비

1. 고속핸드피스(High speed handpiece)

100,000~800,000rpm, 마찰열 방지하기 위해 물 분사, 와동형성이나 보철물 제작 시 이용

[관리]

- 제조회사 지시에 따름
- 환자 치료가 끝난 후 거즈에 에틸알콜을 적셔 깨끗이 닦음
- 20~30초 동안 물과 공기 배출 시킨 후 사용
- bur를 끼운 채로 알콜 속에 담궈 10회 전, 후, 좌, 우 흔들어 줌

2. 저속핸드피스 (Low speed handpiece)

6,000~25,000rpm, 마무리나 치면연마 시 사용

[관리]

- 사용 후 알콜 거즈로 닦음
- 멸균할 수 있는 제품은 윤활제를 바른 후 121℃에서 20분, 132℃에서 15분 멸균

3. 조명등(Dental light)

- 구강진료 부위를 밝게 조명, 장시간 사용시 열발생
- 환자 얼굴에서 약 60~90cm 정도 떨어져 위치 시킴
- 실내조명과는 1:4 비율로 밝은 것이 좋음

[관리]

- 부드러운 천이나 거즈를 에틸알콜을 묻혀 가볍게 닦음
- 완전히 건조 후 사용
- 벤젠, 유기용매 등의 화학 처리된 천으로 닦는 것은 절대 금지
- 램프 교환시에는 열을 충분히 시킨 후 교환

4. 구강진료요원 의자(Operating stool)

- 구강진료 시 술자와 협조자가 앉는 의자
- 5개의 바퀴: 자유롭게 안정감
- 협조자의 의자 높이는 술자의 의자 높이보다 15cm 가량 높아야 함

제 6 장 치과기구의 멸균과 소독

1. 소독(Disinfection)

비교적 약한 살균력으로 비병원성균이나 아포가 완전 사멸되지 않지만 증식력을 억제

(1) 화학적 소독법

- 열멸균이 어려운 덜 위험한 기재를 멸균하는 데 주로 이용
- 치과진료실 감염관리의 용도로는 EPA에 등재된 결핵균 박멸성 소독제 추천

(2) 자비소독

- 100℃ 끓는 물에서 10분, 살균, 주사기나 바늘은 30분 필요
- 장점: 비교적 소독시간 짧음, 인체에 유해하지 않음, 재료준비 간단, 경제적
- 단점: 기구가 무디지거나 부식 우려되는 기구는 사용할 수 없음

(3) Hot oil

Hydrocarbon, Silicone oil 이용, 125℃에서 20분, 149℃에서 10~15분, 기구 날 무디지 않고 살균효과 뛰어남, 예리한 기구 소독

2. 멸균(Sterilization)

강한 살균력을 작용시켜 아포(Spore)를 포함한 병원균, 비병원균 등 모든 미생물을 박멸

(1) 가압증기 멸균법 (Autoclave)

① 특징

- 고온, 고압의 수증기를 이용, 가장 광범위하게 사용, 121℃ 에서 15~20분

② 장점

- 침투력 우수(면제품)
- 화학용액, 배지의 멸균에 적합
- 사용기구(스테인레스 기구, 직물, 유리평판, 스톤류, 합성수지, 가능한 핸드피스)

③ 단점

- 합성수지 손상
- 기구의 날 무디어짐
- 금속에 녹과 부식
- 멸균 후 별도의 건조과정 거쳐야 함

(2) 불포화학증기 멸균법(Chemiclave)

① 특징

- 특수한 화학용액을 폐쇄된 공간에서 가열하여 화학증기로 멸균
- 화학용액 ; 포름알데히드, 에탄올, 아세톤, 케이톤, 물 등, 132℃ 에서 15분

② 장점

- 매우 짧은 멸균 주기
- 기구가 둔해지거나 녹, 부식 되지 않음
- 별도건조과정 없음, 경제적
- 사용기구(핸드피스, 각종 버, 근관치료용 교정용 기구)

③ 단점

- 화학제의 냄새 제거하기 위해 통풍 필요
- 침투력 약함(두꺼운 종이나 나일론)

(3) 건열 멸균법 (Dry heat sterilization)

① 특징

- 공기를 가열하여 열에너지가 기구로 전달
- 열이 골고루 침투되도록 기구포장 작게 하고 간격 배치
- 120℃에서 6시간, 160℃에서 2시간, 170℃에서 1시간

② 장점

- 기구의 부식 일으키지 않음
- 경제적
- Oil, Powder 등에 적당
- 사용기구(근관치료용 기구, Blade, Scissor 등 날카로운 기구)

③ 단점

- 멸균주기가 매우 김
- 온도가 높아 터빈 핸드피스 손상, 접착부 떨어질 수 있음
- 날이 무디어 짐

(4) 열전도 멸균법 =유리알 멸균(Glass bead sterilization)

- 직경 1~2mm정도의 유리구슬에 전달되는 열로 멸균
- 204~280℃에서 15~20초 짧은 주기
- 사용기구(근관치료용 File, Reamer, Broaches, Root canal picker 등)
- 멸균기 중앙의 온도가 측면의 온도보다 낮을 수 있음

제7장 치면연마

1. 치면연마의 목적

- 치아표면에 있는 외인성 착색물과 치면세균막을 제거
- 치석제거 후 거칠어진 치면을 매끄럽게 해주므로 새로운 침착물의 부착을 어렵게 해준다.
- 치아의 미적외관을 향상시킨다.
- 가정에서의 치아관리 습관을 갖도록 교육시킨다.
- 우식예방의 효과를 높이기 위하여 불소도포전에 시행한다.
- Amalgam 충전 후에 충전물의 활택과 2차적인 치아우식증을 예방하기 위하여 한다.

2. 치면연마제 구성성분

- Abrasive(연마제): 50~60% 차지, Pumice, Silicon dioxide, Zirconium, Silicate 등
- Water(물): 10~20% 차지, 용매로 사용
- Humectant(연석제): 20~25% 차지, Glycerin, Sorbitol 젖은 상태로 사용
- Binder(결합제): 1.5~2.0% 차지, 연마제의 성분이 분리되거나 시술시 튀기는 것을 막기 위해 사용

3. 치면연마의 방법

(1) 수동연마기구

① Porte polisher

- 오렌지 나무, 엔진이 닿기 어려운 치아면을 연마할 때, 과민치아 및 엔진연마가 잘 되지 않는부위에 사용
  - Wedge shape: 순면, 설면, 인접면, 교합면 부위 사용
  - Spoon shape: 순면, 설면, 인접면
  - Cone shape: 교합면의 열구나 소와에 사용
    → Circular stroke하며 구치부: Back&Forth, 전치부: Up&Down

② Dental tape

- 치아 인접면의 Stain을 Polishing하기 위해 연마제를 치간사이에 넣어 Back&Forth motion으로 사용, Dental floss 함께 사용

③ Polishing strips

- 길고 가는 Plastic제로 연마제가 부착되어 있으며 인접면의 외인성 Stain을 제거하는데 사용

④ Dental floss

- 치간부위를 연마하고 치아간의 연마제 입자들을 제거하기 위해 사용, 접촉점 아래 부위에서 Back&Forth로 사용
- 사용목적
  - 치은낭에 남아 있는 잔여 치석이나 치태 등을 제거한다.
  - 치아 인접면의 활택을 한다.
  - 치간 삼각에 잘 끼이는 음식물 찌꺼기를 제거한다.
  - 인접면의 치석을 제거한다.

(2) 엔진연마

- 신속하며 쉽고 효율적. 가장 흔히 사용하는 연마방법. 1분당 20,000회전하는 저속 Handpiece 사용
- 사용
  - 페달을 세게 밟지 말아야 한다.
  - 러버컵을 치은열구쪽의 한쪽을 눌러서 저속으로 사용한다.
  - 치아가 젖어있을 때 사용한다(과열방지)
  - pumice없이 러버컵만 사용하며 치면에 손상을 준다.

① On-off method

Rubber cup의 끝을 사용하며 적당한 압축을 가하여 러버컵을 치아에 댓다 떼었다 하면서 치아 표면 전체를 닦는 방법

② Painting method

치아표면을 3등분(D.C.M)하여 적당한 속도와 압력을 가지고 치은연에서부터 절단연(교합면)까지 Painting하듯이 내려오는 방법

3) Air powder polishing (Air jet polishing)

- 1980년대 초반에 고안, 따뜻한(37.7℃) 물과 Air powder(Sodium bicarbonate)를 동시에 분사
- 외인성 Stain 및 어려운 부위까지 쉽게 제거하는데 매우 효과적
- 기계적 연마로서 신속하고 효율적으로 Stain을 제거하기 위해 따뜻한 물 공급

제8장 수기구연마

1. 수기구 연마의 목적

- Cutting edge를 예리하게 유지한다.
- 기구의 모양을 원래의 형태로 유지한다.
- 시술시간의 절약과 조직의 손상을 방지한다.
- 보다 적은 압력으로 손의 힘을 절약해주며 가벼운 동작으로 쉽게 제거시킬 수 있다.
- 다른 잇몸 조직의 외상을 방지하며 환자의 불안감을 축소시킨다.
- 치아표면이 긁히거나 흠이 생기는 것을 방지한다.

2. 수기구 연마 시기

(1) 육안검사

- 빛을 이용
- 예리한 경우: 날카로운 선으로 반사하지 않음
- 무딘 경우: 빛 반사, 협소한 Plane으로 보임

(2) 촉각검사

- Plastic이나 Acrylic의 시험막대에 Cutting edge를 압력을 가하면서 문질러 보거나 엄지손가락 손톱으로 검사
- 예리한 경우: 막대에 찔려서 움직이지 않음
- 무딘 경우: 면을 따라 미끌어짐

3. 연마석 (Sharpening stone)

(1) 자연석 (Natural stone)

- Arkansas stone: 천연석으로 입자가 작고 매끄럽고 단단하기 때문에 세심하고 Fine한 기구를 Sharpening할 때 사용, 윤활제-oil사용

(2) 인공석 (Artificially stone)

- Carborundum stone: 벽돌색, 엷은 회색, 미세한 돌가루를 굳힌 것, 단단하지 않은 비금속으로 입자가 크고 거칠므로 아주 무딘기구를 Sharpening할 때 사용, 윤활제-물
- Ruby stone, India stone

(3) 회전숫돌 (Mounted stone)

- 조절이 어렵고 기구모양이 변형될 수 있으며 사용시 연마하기가 어려워 추천할 만한 것이 못된다.

※ 날의 전면과 숫돌이 이루는 각도는 100~110°를 유지하고 날의 전면은 바닥에 평행하게 한다.